NOUVELLE THÉORIE

DE

L'ACTION NERVEUSE.

LYON. — IMPR. DE LOUIS PERRIN, RUE D'AMBOISE, 6.

NOUVELLE THÉORIE

DE

L'ACTION NERVEUSE

et des

PRINCIPAUX PHÉNOMÈNES

DE LA VIE.

Par F.-Aug. DURAND (de Lunel),

Docteur en médecine,

Médecin adjoint de l'Hôpital militaire de Lyon.

Le but de la science théorique est de poursuivre
la causalité jusqu'à sa plus simple expression
physique.

PARIS,

CHEZ J.-B. BAILLIÈRE,

LIBRAIRE DE L'ACADÉMIE ROYALE DE MÉDECINE,
Rue de l'École-de-Médecine, 17.

MÊME MAISON, A LONDRES,
219, Regent-Street.
1843.

ERRATA.

Page 43 , ligne 14 : qui n'est dès-lors plus ; *lisez :* qui dès-
lors n'est plus.

Page 75 , ligne 8 : géognésique ; *lisez :* géogénésique.

Idem , ligne 29 : ses agents ; *lisez :* ces agents.

Page 117 , ligne 1 : alors que , par exemple , le cœur ;
lisez : alors que , par exemple , cet organe.

Page 117 , ligne 12 : si l'on échauffe plus ou moins le cœur ;
lisez : si on l'échauffe plus ou moins.

Page 121 , ligne 30 : M. Bichat ; *lisez :* Bichat.

Page 154 , ligne 23 : pouve ; *lisez :* prouve.

Page 177 , ligne 17 : tout en étant ou électro-positive ou
électro-négative ; *lisez :* tout en étant positive ou négative.

AVANT-PROPOS.

Cet ouvrage tend à combler la lacune la plus fâcheuse qui existe dans les fondements mêmes de la science de la vie et de la maladie. Il a pour but l'édification d'une nouvelle doctrine médico-physiologique; d'une nouvelle doctrine, non pas fondée, comme toutes celles qui ont été publiées jusqu'à ce jour, sur des conditions ou des propriétés dites *vitales*, c'est-à-dire sur des conditions dont il reste encore à rechercher la causalité matérielle, mais sur les conditions *physiques* ou *chimiques* elles-mêmes, sources immédiates de conditions vitales.

On ne peut arriver à quelque résultat majeur dans l'étude des sciences, sans avoir pénétré dans le domaine de la causalité essentielle des faits qu'elles se proposent. S'en tenir à ce sujet aux seules hypothèses, c'est ne pouvoir faire un pas sans reconnaître une erreur.

Il était cependant dans les destinées de l'esprit humain, avant d'en arriver à la notion de la vérité, de. passer par cette phase. L'instinct de l'homme le pousse constamment à la recherche des causes; il invente, il se complaît dans les illusions, quand il ne peut découvrir : plus tard, heureusement, c'est le flambeau de sa propre expérience qui l'éclaire, et, s'apercevant du vide où il s'est perdu, il abandonne son œuvre d'un jour pour chercher un appui dans des méthodes plus rationnelles. Là, devenue plus prudente, sa science, ou bien, consiste à saisir des faits, à les grouper d'après un ordre analogique et à les résumer en plus ou moins de formules ou de lois qui, si elles n'ont plus la prétention de donner la raison des choses, les constatent du moins d'une manière générale, et ont l'avantage de favoriser, comme jalons, un mouvement théorique ultérieur, s'il doit avoir lieu ; ou bien, remontant plus haut, elle consiste à reconnaître abstractivement, c'est-à-dire, sans en préciser la nature, une cause constituante des lois en question.

Mais ces méthodes ne sont encore, comme on le voit, que des méthodes d'attente.

Dans la science physiologique :

D'un côté, la loi s'appelle, chez les solidistes ou les organicistes, une *propriété*. La propriété est une, ou multiple : une, c'est l'irritabilité chez Glisson, l'incitabilité chez Brown, l'excitabilité chez Rolando ; double, c'est la sensibilité et la contractilité chez Bordeu, Haller et Bichat ; triple, c'est la motilité, la sensibilité et la caloricité chez Chaussier. En tout ceci, comme on le voit, on proclame des résultats, mais il n'est nullement question de cause antérieure.

D'un autre côté, chez Barthez et dans l'école vitaliste, une cause, une loi antérieure, même à celle qui formule la propriété, reçoit un nom : ce nom, c'est celui de *principe vital;* mais ce principe n'est pas une entité, une hypothèse, comme l'étaient l'Ενορμων ou le Πνευμα des Grecs, le *Spiritus* ou l'*Animus* des Latins, l'*Archée* de Van-Helmont et l'*Ame* de Stahl. Pour les vitalistes le principe vital est une abstraction, un principe indéterminé, un x algébrique : c'est toujours, comme on le voit, une loi de ralliement. Mais les vitalistes s'élèvent plus haut que les organicistes : car ils considèrent, sous un type général, quelque chose au-dessus de la propriété, quelque chose qui la fonde ce qu'elle est. Barthez ne dit pas : Cela est, parce que cela est ; mais il dit : Cela est, parce qu'il y a quelque chose d'inconnu qui le fait être.

Malheureusement le philosophe de Montpellier se complaît trop dans l'abstraction : il prescrit de ne pas chercher à connaître le mode d'activité de la cause qu'il cache sous ce voile fictif; et il le prescrit, crainte, dit-il, de retomber dans les hypothèses qui détruiraient toute science physiologique.

Mais pourquoi défendre de rechercher la modalité d'une cause, quand on proclame qu'il est possible qu'elle ressorte des conditions de la matière? Que Stahl eût fait cette défense, on le conçoit, puisqu'il confondait dans une entité, dans l'âme, et le principe animal et le principe vital. Mais Barthez n'a-t-il pas fait un pas immense de plus que Stahl? n'a-t-il pas éveillé l'attention sur la possibilité de l'essence matérielle de son principe vital? et admettre cette possibilité, n'était-ce pas encourager l'esprit d'examen?

Ce qui est certain, c'est que dans la *vitalité* ou, si l'on veut, dans la *végétativité*, tous les effets, absolument tous, peuvent être conçus se produire d'après des conflits matériels, puisque, ainsi que nous le voyons chez les végétaux, tout le mouvement vital se résume en attractions ou en répulsions physiques ou chimiques : dans l'*animalité*, au contraire, il n'est aucun phénomène dit *de l'âme* dont puisse rendre le moindre compte l'application des lois de la matière inerte.

Certes, Barthez avait senti cela, puisqu'il n'avait pas admis, pour sa cause vitale, d'origine déterminée, puisque au fond son abstraction n'était qu'un doute. Il faut donc s'étonner que, tout en ayant pu prescrire au physiologiste de laisser l'animalité dans sa sphère hypothétique ou dans sa sphère abstractive, il ne lui ait pas prescrit de rechercher avec ardeur la causalité de la vie et de ses principaux phénomènes normaux et morbides; de les poursuivre et au-delà de la pure contemplation des propriétés admises jusque-là par les organicistes, et au-delà des premières limites de la fiction philosophique qu'il posait lui-même; de les poursuivre enfin tant que les lois de la matière paraîtraient devoir fournir, sur l'invitation des effets analogiques, des éléments à l'explication des phénomènes. En un mot, il faut s'étonner que Barthez n'ait pas conseillé de ne s'arrêter, en théorie physiologique, que juste aux limites qui séparent la notion de *Dieu* et de l'*âme* de la notion des faits soupçonnés par analogie appartenir au domaine de la matière (1).

Par ce moyen seulement les sciences médicales eussent pu atteindre leur ère de maturité à laquelle,

(1) On sent que le reproche que j'adresse à Barthez ne concerne pas la doctrine, mais seulement l'excès de prudence du philosophe.

il faut le dire, elles ne sont pas encore parvenues, puisque, toujours bornées à l'observation des faits, elles n'ont pas encore fait servir ces précieux matériaux à leur édification essentielle en corps de doctrine, c'est-à-dire à la notion de l'essence des phénomènes de la vie, de la maladie et de la médication.

Depuis qu'ont été exposées les doctrines de l'organicisme et du vitalisme, une foule de démonstrations physico-physiologiques sont venues, il est vrai, faire soupçonner que le principe vital ou plutôt l'agent vital, comme préfère avec raison l'appeler Dugès, pourrait bien n'être que du fluide électrique. Mais, à mesure qu'ont surgi les démonstrations, il a surgi aussi un cortége effrayant d'objections contre l'identité des deux agents. Alors on a renoncé à vouloir faire de la physiologie avec l'agent électrique, et, ou bien, l'on est rentré sous l'empire d'une hypothèse riche en probabilités, celle de l'existence d'un fluide nerveux spécial, cette fois analogue au fluide électrique (Cuvier), ou bien l'on en est revenu à l'abstraction prudente de l'école de Montpellier.

Chose singulière! on a été tellement effrayé par le concours d'objections qui se sont présentées contre l'identité des deux fluides, que personne n'a été tenté de s'informer si elles étaient réfutables, et qu'un grand nombre de médecins proclament sérieusement aujourd'hui que cette question est définitivement jugée. Jugée! pourtant l'analogie existe, de l'aveu de tous. Eh bien! que n'a-t-on pas éclairé analogiquement la manière d'être de l'agent vital, d'après les notions que la science possède sur le fluide électrique? Dugès (1) l'a conseillé, mais personne n'a suivi son conseil jusqu'à présent. Peut-être par cette méthode, au premier abord hypothétique, eût-on saisi de nouveaux rapports et même des rapports de nécessité entre le fluide électrique et le fluide nerveux; peut-être se fût-on rendu compte, de la manière la plus satisfaisante, des phénomènes vitaux jusque-là restés inexpliqués; peut-être eût-on conçu jusqu'aux spécialités apparentes de l'agent nerveux, jusqu'à ces spécialités qui semblent si bien le rendre indépendant du fluide électrique; qui sait même si l'on n'eût pas été amené à réfuter victorieusement ces objections si terribles d'après lesquelles s'infirmait la notion de l'identité? Oh! alors sans doute la question changeait de face, l'hypothèse apparente s'éclipsait, et le fluide électrique se mettait réellement à la place de l'agent vital.

Il ne s'agissait peut-être, pour arriver là, pour faire à l'égard de la circulation nerveuse ce qu'Harvey avait fait à l'égard de la circulation sanguine, que de lire attentivement les livres de physique.

(1) *Physiologie comparée*, tome I, page 64.

Toutefois, il faut le dire, ce ne sont que les expériences faites récemment en physique, notamment par MM. Becquerel, Pouillet, De Larive de Genève, Dutrochet, Prévost et Dumas, etc., qui, venant en aide aux expériences faites antérieurement par les Galvani, les Volta, les Faraday, les Davy, les Ampère, etc., pouvaient conduire à ce résultat définitif. Il n'y a donc eu de coupables ici que ceux qui ont désespéré de la science, au point d'en nier l'avenir.

Mais il s'est offert un autre embarras : l'agent électrique ou l'agent vital devait circuler dans des nerfs; il fallait apprécier d'une manière assez positive les qualités nerveuses, et la science n'offrait encore que des doutes sur la qualité la plus importante du système nerveux, sur son unité. Ces doutes étaient surtout le résultat de certaines expériences ou de certaines observations physiologiques qui avaient conduit plusieurs savants, à la tête desquels était Bichat, à faire d'un seul appareil nerveux deux appareils à peu près indépendants. En supposant cette indépendance, en effet, il était presque impossible de faire mouvoir l'agent électrique dans les nerfs : car il fallait à cet agent une issue, après son introduction nécessaire dans l'économie à la suite d'impressions; et une continuité anatomique nerveuse, sans continuité physiologique, devenait un si grand obstacle qu'il fallait renoncer à l'explication de quelque phénomène général que ce fût. Pourtant l'agent électrique étant supposé agent nerveux devait à peu près tout expliquer, pour que de la probabilité on pût passer à la certitude de son identité.

Il fallait donc examiner attentivement la question de l'unité ou de la dualité du système nerveux; et peut-être qu'en prenant même pour base les propres expériences ou les propres observations des savants réfractaires à l'idée de l'unité, on fût arrivé à réhabiliter complètement celle-ci.

A cette question se rattachait la recherche des qualités particulières de chaque système nerveux; car, faute de lacune anatomique, c'était sans doute sur ces qualités qu'on s'était en partie fondé pour nier l'unité nerveuse physiologique : on sent que je veux parler du pouvoir inégalement conducteur des rameaux des deux appareils. Or il s'agissait encore ici, tout en prouvant que l'imperfection du pouvoir conducteur n'était pas une raison pour le nier, de faire ressortir le fait de cette inégalité déjà reconnue par plusieurs savants, et d'en tirer plus tard des conséquences précieuses en rapport avec le jeu de l'électricité nerveuse.

Voilà tout ce qu'il aurait fallu faire, avant de proclamer un doute sur l'avenir de la science physiologique.

Eh bien! aujourd'hui, c'est avec ces trois clés :

1° l'unité du système nerveux, dont je tâcherai de réédifier le théorème; 2° l'inégalité du pouvoir conducteur des diverses parties de ce système, que je ferai voir n'être plus un obstacle à la notion de cette unité; 3° l'identité du fluide nerveux et du fluide électrique, dont je m'efforcerai de faire progressivement passer l'idée du point de vue probable au point de vue certain, que je vais pénétrer dans le domaine de l'action nerveuse.

Mon point d'appui, j'aurai à le prendre surtout sur les lois et sur les expériences physiques et chimiques déjà connues. Or, les unes sont actuellement, je pense, assez bien posées, et les autres assez multipliées, pour que de leur accord puisse surgir un nouvel édifice médical.

EXPOSÉ

NOUVELLE THÉORIE

DE L'ACTION NERVEUSE

ET

DES PRINCIPAUX PHÉNOMÈNES

DE LA VIE.

CHAPITRE PREMIER.

De l'unité du système nerveux.

Winslow, le premier, avait distingué, dans l'appareil nerveux des animaux supérieurs, une dualité organique dont il ne sut convenablement déterminer le but fonctionnel. Cette gloire était réservée à Bichat, dont le génie, s'emparant en maître de cette donnée anatomique, déjà confirmée par les travaux de Reil, la traduisit en une découverte physiologique de la plus haute portée. Mais cette découverte, devenue, depuis Bichat, de plus en plus féconde en physiologie normale, n'a pas encore, chose surprenante! porté de fruits dans le domaine de la physiologie médicale; l'Hygiène, la Pathologie et la Thérapeutique n'y ont encore, pour ainsi dire, puisé aucun élément de théorie. De la distinction de l'individu en deux individus, de la vie en deux vies, du système nerveux en deux systèmes nerveux, auraient dû cependant découler de précieuses notions sur les influences des agents modificateurs de l'économie animale, sur le développement et la nature des maladies et sur l'action des médicaments. Qui sait, même, si cette application de la nouvelle théorie physiologique n'eût pas pu jeter une clarté assez vive sur la médecine, pour dissiper tout-à-coup les ténèbres qui en couvrent les faits fondamentaux?

En effet, ce sont les appareils nerveux qui dominent le travail vital, dans l'état de santé; c'est sur les appareils nerveux que se dirige, de prime-abord, l'action des influences modificatrices internes ou externes; ce sont ces mêmes appareils qui président aux mouvements morbides; enfin, ce sont eux que modifient, aussi, directement, les actions médicatrices: eh bien! s'il existe une différence entre ces deux appareils, soit par rapport à leurs propriétés physiques et chimiques, soit par rapport à leurs propriétés et à leurs fonctions vitales, il est clair que chaque influence modificatrice normale, morbide ou médicatrice, doit exercer une action particulière sur chacun d'eux, de manière à donner, au sein des organes, des résultats spéciaux, selon que ses affinités ou ses répulsions intéressent tel ou tel appareil nerveux.

Comme on le voit, Bichat a ouvert un champ nouveau aux doctrines médicales, mais il ne lui a pas été donné d'y entrer; et nous verrons bientôt qu'il ne le pouvait pas, pour avoir eu le tort grave de donner à sa loi une formule absolue, pour avoir proclamé l'indépendance des deux systèmes qu'il avait si bien reconnus. Toutefois il suffit à sa gloire d'avoir montré la route, en découvrant la double face du système nerveux.

Il est hors de doute que cette loi, encore neuve, mais susceptible d'être commentée et épurée encore par l'observation et l'expérience, ne puisse un jour servir de document précieux pour de nouvelles théories pathogénésiques.

Quoi qu'il en soit, depuis Bichat, personne n'a encore saisi la question sous son véritable point de vue.

Broussais, en donnant à l'action organique nerveuse une si grande part dans le développement des phénomènes morbides, en reconnaissant primordialement aux nerfs, dans l'état de maladie, l'une ou l'autre des deux modifications, l'irritation ou l'asthénie, d'après lesquelles il trouvait un lien entre une foule de faits morbides, a rendu un immense service à la science; mais l'illustre professeur du Val-de-Grâce n'a pas subdivisé son sujet, et une subdivision simplement physiologique lui eût peut-être offert un dilemme formidable contre bien des attaques auxquelles sa doctrine a été en butte, en même temps qu'elle eût, au moins, prêté un aspect moins exclusif à la ligne qu'il a suivie.

Quelques efforts de spécification nerveuse ont été, il est vrai, tentés récemment, notamment dans l'étude des fièvres intermittentes. Ainsi, MM. Rayer, Guérin de Mamers, Faure, Maillot et autres auteurs, ont rapporté la nature de ces maladies à des modifications exclusives de l'appareil cérébro-spinal ; ainsi MM. Brachet et Worms l'ont rapportée à des modifications exclusives de l'appareil nerveux ganglionnaire. Mais, comme on le voit déjà, voilà entre ces divers savants des opinions tout-à-fait contradictoires. Peut-être le seraient-elles moins, si elles n'étaient pas aussi exclusives; quoi qu'il en soit, elles sont, pour le moins, appuyées sur des faits assez peu péremptoires, pour qu'elles aient pu chacune essuyer une contradiction flagrante. On pourra voir plus tard (1) qu'avec quelques éléments de plus, puisés dans la méthode analytique, chacun de ces médecins eût atteint la vérité, vers laquelle, il faut le déclarer par anticipation, il a cependant fait un pas.

La vérification du vrai ne doit pas se faire seulement par des relevés statistiques et par l'observation des faits accomplis. Un seul fait divergent, au milieu de mille faits qui semblent concluants, peut tout-à-coup renverser l'édifice le mieux construit sur de pareilles bases : or, il faut qu'une théorie réponde à tout. La méthode analytique exige chaque élément de

(1) Dans cet ouvrage et dans l'Exposé d'une nouvelle doctrine des fièvres intermittentes et des fièvres continues, qui doit former son complément.

l'analyse, et dans les doctrines médicales il est un élement, l'élément le plus important, ce me semble, dont, il faut l'avouer, l'application est singulièrement méconnue ou négligée : je veux parler de la considération des causes. Une théorie ne peut avoir, pourtant, de valeur que par l'appréciation exacte et approfondie de la causalité. Hors de là, on ne sort pas du domaine de l'hypothèse, des systèmes exclusifs, et qui pis est, en médecine, des conditions de doute pour le succès des médications.

Mais l'étude des influences modificatrices de l'économie est difficile ; celle de ces influences la mieux appréciable à nos sens est même incomplète dans les ouvrages de l'art. Eh bien ! maintenant, c'est aussi bien vers ce point de vue que du côté des statistiques que l'esprit de l'observateur doit se tendre ; c'est par induction et par déduction, par analyse et par synthèse, c'est enfin par la preuve et par la contre-preuve qu'il doit s'efforcer d'arriver à la notion de la vérité. A voir aujourd'hui l'application exclusive de l'observation et de la médication aux seuls effets morbides, on dirait que nous en sommes encore à l'enfance de l'art médical. Plus, dans l'avenir, l'esprit d'examen et la lutte médicatrice remonteront aux causes, plus la médecine acquerra de certitude.

Bichat a fait voir la différence qui sépare les deux systèmes nerveux, d'après certaines de leurs propriétés physiques, chimiques et vitales. Je ne rappellerai pas ici les démonstrations qu'il en a données dans son *Anatomie générale* ; elles sont connues, et elles ont été corroborées par les travaux de Scarpa, de Broussais et de M. Brachet. Une restriction à l'idée exclusive d'après laquelle il regardait les deux systèmes nerveux comme indépendants l'un de l'autre ressort, il est vrai, des recherches anatomiques et de certaines expériences : je vais le démontrer, car de cette restriction seule dépend maintenant le progrès médical qu'avaient arrêté les données exclusives en question ; mais il n'en est pas moins vrai que chacun des deux appareils conserve, soit dans l'aspect physique, soit dans la fonction, des caractères qui lui sont particuliers.

Entrons dans l'étude des faits qui, tout en reflétant le double aspect du système nerveux, consacrent au fond cependant, à côté de l'idée de la continuité anatomique, celle de sa continuité physiologique.

Relativement aux caractères distinctifs des deux systèmes nerveux, nous trouverons d'abord une déduction bien importante à tirer des travaux d'expérimentations qui ont été tentés par divers observateurs.

Déjà Bichat avait dit que l'appareil nerveux ganglionnaire n'était pas aussi sensible que l'appareil nerveux cérébro-spinal ; qu'il fallait qu'il fût enflammé pour manifester de la douleur. Dans d'autres circonstances, le même physiologiste ne pouvait pas faire contracter le cœur d'un cadavre par l'application du galvanisme ; il s'apercevait que les muscles de la vie animale se contractaient mieux sous l'influence de cet agent, que les muscles de la vie organique.

M. de Humbold , ayant tenté des expériences dans ce dernier sens , obtint les mêmes résultats.

Cependant , Vassali-Eandi , Giulio et Rossi pouvaient, au moyen de la pile, faire contracter le cœur d'un cadavre , immédiatement après la mort ; mais ils ne pouvaient obtenir le même effet , quand il y avait plus de quarante minutes que l'animal avait expiré.

M. Brachet piquait des nerfs de l'appareil ganglionnaire et des ganglions, sans que l'animal manifestât d'abord de la sensibilité; mais il répétait les piqûres, et l'animal finissait par témoigner de la douleur. Il piquait des ganglions déjà enflammés, et cette fois ils étaient douloureux dès la première impression de l'instrument. Le même expérimentateur enlevait aux ganglions et aux plexus tout communication anastomotique avec l'axe encéphalo-rachidien, et il ne pouvait jamais obtenir d'effet de sensibilité, même par la répétition des manœuvres irritantes exercées sur l'appareil ganglionnaire.

Enfin , tout le monde sait qu'après une mort violente, non-seulement les muscles de la vie organique se contractent pendant quelque temps , mais encore que le cœur continue à battre après avoir été séparé de la poitrine.

A mes yeux, toutes ces expériences prouvent que non-seulement l'appareil nerveux de la vie organique n'est pas sensible par lui-même, comme l'a déjà pensé M. Brachet, mais encore que cet appareil est, relativement à l'appareil nerveux de la vie animale, un mauvais conducteur et du fluide nerveux et du fluide électrique (en admettant que le fluide nerveux et le fluide électrique ne soient pas identiques). Il faut, en effet, à l'appareil nerveux ganglionnaire, pour faire manifester des résultats de sensibilité, d'une part le maintien de ses communications anastomotiques avec la moelle épinière (1), et d'autre part la répétition de l'impression (2), ou bien une accumulation préalable de l'influx nerveux sur le point impressionné, comme dans le cas où il est atteint d'inflammation (3). Il lui faut, pour faire manifester des effets de contractilité, une plus grande quantité de stimulus électrique qu'il n'en faut à l'appareil cérébro-spinal (4), et la condition, sur le cadavre, que les tissus impressionnés conservent encore une certaine quantité d'influx vital (5). Enfin, la persistance de certains phénomènes de contractilité après la mort subite, démontre que cet influx ne se dissipe réellement qu'à la longue, comme agit, dans l'ordre physique, tout fluide impondérable accumulé dans un corps peu conducteur.

Si on rapproche les conclusions que je viens de tirer des notions que l'on possède déjà sur l'irritation et sur l'inflammation, on trouvera ces conclusions

(1) D'après l'expérience citée de M. Brachet.

(2) D'après une autre expérience citée du même auteur.

(3) D'après les expériences citées de Bichat et de M. Brachet.

(4) D'après les expériences citées de Bichat et de M. de Humbold.

(5) D'après les expériences citées de MM. Vassali-Eandi, Giulio et Rossi.

naturellement étayées par les faits de pathologie. Il
paraît, en effet, d'après les considérations savantes
de M. Brachet, que l'appareil nerveux ganglionnaire
préside au développement de l'inflammation. L'inflammation qui s'établit sur des points paralysés en est,
entre autres preuves, une preuve convaincante. Or,
d'une part, nous savons que l'inflammation ne peut
s'établir d'emblée sur un tissu, et que, depuis le début
de l'impression irritante, il se passe un certain stade
d'irritation latente avant que puissent survenir le résultat phlegmasique et ses effets; d'autre part, nous
savons qu'une fois déclarée, la phlegmasie est lente à
se dissiper, comme elle a été lente à se constituer.
Voilà donc des faits qui, prouvant avant l'invasion
de l'inflammation la nécessité de l'irritation préalable
assez prolongée, en d'autres termes la nécessité de
l'accumulation considérable de l'influx nerveux sur le
point qui va être enflammé, confirment bien la conclusion fondamentale que j'en tire, savoir : la lenteur de
l'appareil nerveux ganglionnaire à se laisser influencer
par une impression excitante, et, à n'en juger que
par la lenteur du réveil de ses sympathies, sa lenteur
à transmettre aux centres le résultat de cette impression. Quant au dernier fait, qui constate la lenteur de
la phlegmasie à se dissiper, il confirme bien aussi,
d'après ce que nous savons en physique des qualités
des corps mauvais conducteurs des fluides impondérables, que l'appareil nerveux ganglionnaire est lui-
même, du moins relativement à l'appareil nerveux
céphalo-rachidien, un mauvais conducteur d'influx.

On voit par là que si, immédiatement après l'ac-

1*

tion d'une impression excitante, une douleur locale est perçue, une sympathie lointaine est réveillée, de la chaleur générale est produite, etc., il faut plutôt attribuer ces phénomènes à l'excitation des nerfs du système cérébro-spinal, qui sont en effet les plus aptes et les plus prompts à recevoir et à transmettre leurs impressions aux centres, qu'à celle de l'appareil nerveux ganglionnaire.

Quelques physiologistes ont déjà considéré ce dernier appareil, ou du moins certaines parties de cet appareil, comme de mauvais ou d'imparfaits conducteurs du fluide nerveux. Ainsi Johnstone, Legallois, Gall, Dugès regardent les ganglions comme des points d'arrêt de transmission de l'influx nerveux ; ainsi M. le professeur Berutti de Turin les considère sous cet aspect, et admet que les impressions sont réfléchies des ganglions sur les parties qui communiquent avec eux, par le moyen d'autres filaments nerveux, et servent soit à exciter dans ces parties des mouvements sympathiques, soit à maintenir dans les mêmes parties ce mouvement intime qui est nécessaire pour l'exercice régulier des fonctions cérébrales ; de plus, M. Berutti admet avec M. Brachet, dont il a répété et confirmé les expériences, que ces ganglions peuvent, dans certains cas, dans les cas d'irritation, laisser passer le fluide des impressions jusqu'à l'axe cérébro-spinal.

Mais si un point d'arrêt existe dans le ganglion, et si pourtant, en certains cas, le ganglion laisse passer le résultat de l'impression jusqu'à l'axe céphalo-rachidien qui en éprouve la sensation, il faut admettre que le ganglion jouit au moins de toutes les qualités des corps imparfaitement conducteurs : c'est-à-dire, il faut admettre que l'influx arrivé jusqu'au ganglion peut ne pénétrer que lentement en lui, mais que, l'ayant une fois pénétré, il ne peut pas se dissiper de si tôt, et qu'il y reste quelque temps stationnaire (1), ainsi que se comportent les fluides impondérables à l'égard des corps imparfaitement conducteurs qui les ont reçus. Dès-lors il faut considérer les ganglions non-seulement comme des points d'arrêt de l'influx, mais encore comme des réservoirs de cet influx, destinés : 1° à le communiquer le plus souvent lentement, par l'intermédiaire des nerfs anastomotiques, au centre encéphalo-rachidien, aux ganglions et aux plexus voisins; 2° quelquefois, par l'excès de leur tension nerveuse, à la suite d'impressions internes trop vives ou trop répétées, à rompre leur état latent ou normal de capacité nerveuse, et à faire manifester localement et sympathiquement leur excitation; 3° enfin, dans certaines circonstances qui seront examinées plus tard, alors que la source de l'influx nerveux général est attaquée, à répartir dans l'économie celui qui leur reste en dépôt, et à parer ainsi aux pertes de vitalité qu'elle va subir.

D'après un grand nombre d'expériences, Reil et Prochaska avaient déjà pensé que toutes les parties du système nerveux, même les plus petits rameaux,

____

(1) Je l'ai déjà dit, ce fait est prouvé par la persistance des battements du cœur après la mort violente.

non-seulement possédaient la faculté de produire l'agent nerveux quelle que soit sa nature, mais avaient encore le *pouvoir de le conserver pendant plus ou moins de temps*, même après la mort. Je l'ai dit, ce sont surtout les ganglions, et les nerfs qui émanent de ceux-ci, qui seraient surtout les dépositaires de ce dernier pouvoir.

Ainsi, nous voyons que l'excitation anormale de l'appareil nerveux de la vie organique produit des effets locaux et sympathiques plus lents que ceux que provoque l'excitation anormale de l'appareil de la vie animale, dont les nerfs ont la propriété de disséminer au contraire avec la plus vive rapidité le résultat de leurs impressions.

Mais il ressort aussi, de ce que l'appareil nerveux ganglionnaire est susceptible de produire des effets de modification prompts ou lents, n'importe, sur l'appareil cérébro-spinal, un point de doctrine important qui apporte aux idées de Bichat cette restriction que j'ai annoncée plus haut. Il consiste en ce que l'on est en droit de regarder l'appareil nerveux des ganglions comme constituant un ensemble de rameaux dépendant réellement de l'appareil nerveux céphalo-rachidien, mais rendus, par suite de leur organisation spéciale, imparfaits conducteurs du fluide nerveux, de manière à conserver en eux, pendant plus ou moins de temps, l'influx qui leur vient des diverses impressions internes : c'est-à-dire, en ce que l'on est en droit de regarder l'appareil nerveux ganglionnaire comme constituant le système nerveux d'un nouveau sens, du *sens végétatif,* sens plus obtus, mais non moins important, même pour les fonctions de l'axe cérébro-spinal, ainsi que nous le verrons plus tard, que les sens qui sont animés par des nerfs provenant directement, sans modification de substance, de l'appareil nerveux de la vie animale.

Du reste, en anatomie, cette dépendance du système nerveux ganglionnaire à l'égard de l'autre système, a déjà été mise au jour par les travaux de M. Cruveilhier, de Meckel et de Weber.

Les deux cordons moniliformes du grand sympathique, dit le premier de ces anatomistes, tiennent à l'arbre nerveux céphalo-rachidien par autant de racines ou de petits groupes de racines qu'il y a de paires crâniennes et spinales. Les rameaux de communication de la chaîne ganglionnaire avec les paires spinales ne procèdent pas des ganglions, mais bien des nerfs spinaux; en sorte qu'on peut établir cette proposition comme une vérité anatomiquement démontrée : *Le grand sympathique a sa source dans le centre céphalo-rachidien*....... Ces faits d'anatomie humaine concordent parfaitement avec les observations d'anatomie comparée faites par Meckel et par Weber, savoir : que le développement du système du grand sympathique est en raison directe de celui du système céphalo-rachidien, et que l'homme est de tous les animaux celui chez lequel le grand sympathique est le plus considérable ; qu'il est proportionnellement plus développé chez le fœtus que chez l'adulte. (Cruveilhier, *Anatomie descriptive.*)

Dois-je rappeler ici l'opinion de M. Berutti, qui considère les filets nerveux de cet appareil comme non distincts, par structure, des filets de l'appareil cérébro-spinal, et qui ne fait dès-lors dépendre l'interruption de la transmission que de la présence des ganglions sur le trajet de ces filets?

On ne peut pas, je pense, admettre entièrement cette opinion, notamment, relativement à la structure des filets nerveux de la vie organique. Il est bien des filets, en effet, les filets de réunion des ganglions, qui, à mesure qu'ils se rapprochent de la masse cérébro-spinale, prennent de plus en plus l'aspect des filets qui émanent de cette masse; mais il n'en est pas ainsi de ceux qui se distribuent aux viscères, pour constituer des plexus. Ceux-là sont mous, rougeâtres, très grêles, n'offrent pas la disposition intérieure plexiforme, et émanent visiblement des ganglions et non des cordons nerveux qui séparent ceux-ci. « Les plexus viscéraux diffèrent autant de la chaîne ganglionnaire qui constitue les deux cordons du grand sympathique, que ces cordons diffèrent de la moelle épinière elle-même, dit M. Cruveilhier. » Mais on doit, malgré cela, considérer, d'après la disposition générale de tout le système et d'après les faits d'expérimentation qui, comme nous venons de le voir, ont entraîné trop loin les croyances de M. Berutti, et qui n'ont pas pourtant converti M. Brachet (1), quoiqu'ils émanent en partie de lui, on doit, dis-je, considérer tout le système nerveux comme un système *un;* et j'en donne

____

(1) Voyez ses nouvelles considérations sur le système nerveux ganglionaire ; *Journal de Médecine de Lyon,* cahier de juillet 1842.

pour raison que l'influx de toutes les impressions tend vers le même centre, l'axe cérébro-spinal, et que, quand même il se présente en quelques points des obstacles à son passage, on ne doit pas tenir compte de ces obstacles, puisqu'ils sont susceptibles d'être surmontés par l'insistance de l'impression. Plus tard, quand j'aurai examiné la loi de balancement, qui établit la solidarité mutuelle des deux appareils, il ne pourra plus, je pense, subsister de doute à ce sujet.

D'ailleurs, est-il bien admissible que l'influence des impressions nutritives, quoique retardée dans sa transmission, ne doive pas constamment être transmise, du moins en partie, à l'arbre cérébro-spinal? De ce que l'encéphale ne paraît pas en éprouver la sensation, est-ce une raison pour croire que cette influence ne doive arriver jusqu'à lui et ne doive le modifier d'une autre manière? Est-il donc dans le caractère des impressions normales et incessantes de solliciter la sensation? L'impression habituelle, sur la peau, de l'air atmosphérique à une température modérée, celle du contact des habits, etc., provoquent-elles en nous des sensations, quoique ces impressions s'exercent directement sur les nerfs dits de l'appareil céphalo-rachidien? Bientôt, quand j'aurai recherché la nature des impressions, je ferai voir, en m'occupant du sommeil, des sources de la calorification, etc., que des impressions quoique non senties peuvent produire cependant, dans les nerfs, certaines modifications qui peuvent bien arriver jusqu'aux centres, sous une autre forme que celle de la sensation.

Quoi qu'il en soit, que l'influx nerveux soit ou ne soit pas retardé dans les ganglions, nous devons nous demander ce qu'il devient, alors que ceux-ci en sont saturés. N'a-t-il pas le passage aussi libre du côté de l'axe cérébro-spinal que du côté des autres ganglions impressionnés ou surchargés comme lui? Les nerfs qui le font communiquer à ceux-ci, ou ceux qui vont constituer les plexus viscéraux, sont-ils plus parfaits conducteurs que ceux qui peuvent le conduire vers la masse céphalo-rachidienne? Il faut cependant qu'il s'écoule quelque part. Eh bien! nous verrons bientôt qu'il est physiologiquement nécessaire qu'il s'écoule aussi en grande partie vers l'axe cérébro-spinal. Il n'y produira pas, ai-je dit, de sensation, parce que la sensation résulte d'une impression anormale, accidentelle, et non pas d'une impression normale, constante; mais elle y donnera lieu à des modifications non moins réelles et non moins importantes que la sensation.

Cependant il ne faut pas se le dissimuler, et cette considération peut rallier les deux manières de voir des physiologistes à ce sujet, il est des actes que l'appareil nerveux de la vie nutritive peut, jusqu'à un certain point, exécuter sans l'assistance de l'appareil de la vie animale : tels sont les actes nutritifs eux-mêmes. Le ganglion surchargé garde une partie d'influx dans son sein, en envoie une partie à l'axe cérébro-spinal, et puis une autre aux plexus et aux ganglions qui lui sont continus. L'influx qui ne s'écoule pas vers l'axe cérébro-spinal peut ainsi suffire, au moins en partie, comme influx de volition

ganglionnaire, à l'accomplissement des actes nutritifs:
de sorte qu'il est vrai de dire que chaque ganglion est
un centre vital de perception d'influx et puis de volition, physiologiquement indépendant, sur ce point,
de l'axe cérébro-spinal; mais il faut le dire aussi, ce
centre ganglionnaire même est pour cet axe un débi-
teur d'influx impressif, comme les extrémités viscérales des plexus étaient des débiteurs pour lui, et
d'un autre côté, dans quelques occasions dont il
sera question plus tard, il doit recevoir de la masse
cérébro-spinale, alors que son propre dépôt d'influx
est insuffisant à l'accomplissement du travail vital,
l'influx nécessaire à ses volitions.

On doit voir, d'après ces considérations, qu'il
est dans le système vital un grand centre, l'axe
cérébro-spinal, duquel ressortent d'autres petits
centres, comme il est dans le système céleste des
centres solaires autour desquels gravitent plusieurs
centres planétaires. La loi universelle est ainsi parfaitement applicable à la loi vitale; et tout en consa-
crant la multiplicité nerveuse de Winslow, de Reil,
de Bichat, de M. Brachet, elle l'étreint cependant
dans un cercle unitaire dont les tendances exclusives
de ces auteurs la faisaient sortir. Cette assertion sera
étayée par les considérations qui suivront.

Il n'existe donc qu'un seul appareil nerveux : une
portion de cet appareil est prompte à faire circuler
et à disséminer l'influx nerveux, l'autre portion est
lente à le faire circuler et à le disséminer.

CHAPITRE II.

Des impressions et de la transmission nerveuse.

Le système nerveux, pour suffire à la production du fluide qui lui est propre, pour suffire, par conséquent, au travail vital, a besoin de recevoir l'impression d'agents propres à le modifier, à l'exciter pour la production du fluide en question. Il existe deux ordres de ces agents : des agents externes ou venus du dehors, et des agents internes élaborés par l'action vitale.

La partie du système nerveux qui est bon conducteur du fluide nerveux, l'appareil cérébro-spinal, est organiquement disposée de manière à se mettre surtout en rapport avec les agents externes ou venus du dehors : aussi, elle constitue l'appareil de *relation*. La partie qui est imparfait conducteur du même fluide, l'appareil ganglionnaire, est organiquement disposée de manière à se mettre surtout en rapport

avec les agents internes, produits du travail vital :
aussi, elle constitue l'appareil de *nutrition*, le *sens
végétatif*.

Tous les agents impressifs peuvent être, par rapport au maintien de l'équilibre sanitaire, dans des
conditions normales ou anormales. Dans les conditions anormales, ils peuvent s'offrir comme étant
trop ou trop peu doués de la qualité excitante qui
leur est propre.

Voici ce que l'état de la science permet d'avancer
relativement à la nature des impressions d'agents
normalement ou anormalement influents, c'est-à-
dire, relativement à la nature de toute impression.

Cinq appareils organiques *externes*, appelés *sens*,
et plusieurs appareils organiques *internes*, munis les
uns et les autres de nerfs transmetteurs, sont les intermédiaires entre les impressions et les sensations.

Aucun physiologiste n'a jusqu'ici démontré ce
qu'est l'impression en elle-même ; on conçoit cependant que, par nature, elle puisse ne dériver que de
faits subordonnés aux lois qui régissent la matière,
et j'en dirai de même de sa transmission. En effet,
parmi les impressions que nous pouvons recevoir,
il en est une, ainsi que sa transmission, que l'on
peut expliquer rigoureusement par des phénomènes
physiques : il s'agit de l'impression et de la transmission d'une étincelle électrique. Il est évident que
l'électricité agit ici, sur nos nerfs, qui sont bons
conducteurs de ce fluide, de la même manière
qu'elle agit quand elle est lancée sur tout autre fil
conducteur. N'y a-t-il pas même nature d'application ?

dans cette application n'y a-t-il pas même mouvement de fluides positif et négatif, entre le corps impressionnant et la surface impressionnée? n'y a-t-il pas enfin, pour constituer la transmission, ce mouvement d'échange électrique qui se transmet, de molécule à molécule, dans toute la longueur d'un nerf, comme dans la longueur de tout cordon conducteur? C'est donc l'électricité, et les expériences cadavériques semblent bien le prouver, qui traverse, en nature, nos tissus jusqu'au centre cérébro-spinal, où elle va peut-être provoquer, sur le principe sentant qui y réside, cette sensation spéciale qui suit l'impression de l'étincelle.

Maintenant, ne pourrait-on pas mettre en supposition que, dans toute autre impression et dans toute autre transmission consécutive, un phénomène physique pareil à celui-là peut avoir lieu? Ne pourrait-on pas penser qu'il s'en produit un, par exemple, par l'effet du contact des corps extérieurs avec nos organes?

Prouvons, en effet, qu'un phénomène électrique se développe toutes les fois que ce contact s'effectue.

Les physiciens sont d'accord là-dessus, que, toutes les fois que deux corps de nature ou seulement de température différentes sont adossés l'un à l'autre, il se développe de l'électricité : car les divers corps, ou les corps de même nature diversement échauffés, possèdent, à des degrés différents, une quantité de fluides positif ou négatif cherchant entre eux une neutralisation. Toutes les fois qu'il y aura donc d'opérée, sur nos surfaces d'impression, l'application d'un corps d'autre nature ou simplement d'autre température qu'elles, il y aura nécessairement de l'électricité mise en dégagement.

Voilà un fait incontestable. Je ne veux pas m'informer si la sensation, éprouvée dans les centres, résulte de l'influence de ce phénomène électrique (1) : là,

---

(1) Il est clair que si l'on vient à admettre que c'est l'étincelle électrique, transmise en nature à travers les nerfs, qui va réveiller dans le moi sentant, dans l'âme, la sensation qui lui est propre, on doit admettre aussi, et à plus forte raison, que l'électricité qui se développe immédiatement sur nos surfaces organiques, par l'effet d'une application directe, opère le même effet sur le principe sentant : car les nerfs sont, pour le moins, aussi bons conducteurs pour elle que pour l'électricité lancée à distance. Il est même des faits positifs qui semblent attester cette origine de la sensation : Sultzer a, le premier, annoncé qu'en plaçant deux plaques de métaux différents, l'une au-dessus et l'autre au-dessous de la langue, et les faisant alors communiquer, on éprouvait une sensation sapide fort appréciable. Un bâton de cire d'Espagne détermine, comme on sait, par son application sur la langue, une légère saveur amère résineuse : eh bien ! tout le monde peut expérimenter qu'une des faces d'un bâton de cette substance, après avoir été électrisée par frottement, présente une amertume bien plus marquée que la face qui n'a pas été électrisée. On est fondé à croire qu'une foule de sensations analogues à celles-là peuvent avoir lieu, puisque je dis que, dans toute impression, il y a nécessité de développement d'électricité. Si cela est ainsi, pourquoi les nerfs ne transmettraient-ils pas, au dedans, tout fluide électrique, positif ou négatif, qui s'isolerait sur leurs extrémités impressionnées? Pourquoi, autrement dit, l'extrémité centrale des nerfs ne serait-elle pas considérée comme le répétiteur, sur le principe *sentant*, de l'impression qui s'est exercée sur l'extrémité opposée? Resterait à connaître, après cela, la nature de

n'est pas la question. Je ne prétends que constater la nécessité de la production du phénomène électrique, au milieu d'une impression, par simple contact.

Mais si , par l'effet d'une simple application d'un corps étranger sur nos sens, un dégagement électrique a lieu, à plus forte raison aura-t-il lieu quand, outre cette application , il y aura frottement ou pression, à plus forte raison, quand il y aura action chimique, à plus forte raison, enfin , quand il y aura action d'un des fluides que les physiciens regardent comme des formes, des émanations du fluide électrique lui-même : je veux parler de la lumière et du calorique (1).

Voyons si ces diverses actions peuvent s'opérer dans les divers genres d'impression que nous recevons.

Les impressions qui nous viennent par le sens du *toucher* et du *tact* peuvent faire supposer application, pression , frottement, action du calorique. En effet , la fonction immédiate du toucher est d'opposer une résistance aux corps extérieurs. L'application de corps à corps est donc ici nécessaire ; elle doit suffire pour déterminer la production d'un état électrique. Si, en outre , il y a pression ou frottement entre les deux corps en contact , conséquemment aux lois de la

la sensation. Il n'est pas donné à l'homme d'aller jusque - là : qu'il sache se contenter de l'étude des manifestations physiques.

(1) Un corps , en contact avec les deux pôles de la pile , devient incandescent et lumineux , même dans le vide. La chaleur et la lumière y augmentent, par la plus grande accumulation des deux fluides. (Expérience de Davy.)

physique , ce développement électrique sera plus intense, et l'impression sera dite plus vive.

La fonction immédiate du *tact* est de nous donner la sensation de la température des corps. Aux phénomènes donnés par l'application directe se joindront ici ceux que sollicitera l'action du calorique, soit que l'organe du sens acquière, soit qu'il perde de ce calorique : car on sait que l'action seule de ce fluide, même sans concours d'action chimique, provoque une tension, ou des courants électriques sur tous les corps (1).

Mais, dira-t-on, comment, dans le cas où une certaine quantité de calorique est enlevée aux corps, l'impression peut-elle résulter d'un fait électrique ? Voici comment : la surface cutanée , au milieu d'une température atmosphérique moyenne, est dans une tension électrique normale qui forme pour elle une impression permanente, non sentie, parce qu'elle est permanente et normale. Si tout-à-coup elle est mise en contact avec un corps plus froid qu'elle , sa tension électrique deviendra moindre , et ce sera

____

(1) Haüy, d'après des expériences faites avec son aiguille électroscope, et le docteur Brewster d'Édimbourg ont dressé de longues listes de corps non-conducteurs chez lesquels le calorique détermine des manifestations électriques. D'après les expériences de M. Becquerel, deux pièces d'un même métal quelconque, à des températures différentes , présentent, l'une par rapport à l'autre, un état électrique différent. Les phénomènes thermo-électriques, découverts par le docteur Seebeck, démontrent jusqu'à l'évidence l'action du calorique sur la formation des courants , dans tous les corps conducteurs d'électricité.

cette diminution, en elle, de production d'influx électrique, positif ou négatif, n'importe, qui constituera la spécialité de la nouvelle impression. Ainsi, la tension électrique exagérée ou diminuée, sur l'organe impressionné, par rapport à ce qu'elle est à l'état normal, constitue dans chaque cas une impression à caractère distinct.

Le sens de l'*ouïe* reçoit l'impression des sons. Un son se transmet jusqu'à la membrane du tympan, par ondulations : ces ondulations déterminent dans l'oreille interne de nouvelles vibrations qui, allant frapper le nerf acoustique, y produisent des frottements et des pressions : or, le frottement et la pression sont des causes déterminantes de dégagement d'électricité.

Ce que j'ai dit sur les impressions de l'organe du toucher, s'applique aux impressions reçues par les organes du *goût* et de l'*odorat* ; mais, ici, le développement électrique sera bien plus prononcé, à cause de l'action chimique qui s'exerce pour l'exécution des fonctions de ces sens : car, comme on sait, cette action (et c'est Davy qui l'a le premier déclaré et ce sont les plus célèbres chimistes qui l'ont affirmé après lui, à la suite d'une foule d'expériences), **car** cette action, dis-je, ne paraît provenir que de mouvements électriques.

Le sens de la *vue* a pour propriété immédiate de recevoir les impressions de la lumière et des couleurs. La lumière, d'après les expériences de Herschell, de Schéele, de Wollaston, paraît contenir trois sortes de rayons distincts : 1° des rayons lumineux composant le spectre visible ; 2° des rayons (obscurs) calorifiques, par conséquent pouvant donner lieu à des phénomènes électriques, s'étendant jusqu'au-delà du rayon rouge ; 3° des rayons (obscurs) chimiques, s'étendant jusqu'au-delà du rayon violet, ayant la propriété d'altérer plusieurs couleurs minérales et toutes les couleurs animales et végétales, et par conséquent la substance même des corps sur lesquels ils tombent, doués donc aussi d'une puissance électrique. On sait, d'un autre côté, que des corps diversement colorés offrent divers états électriques, ainsi qu'un ruban de soie noire prend de l'électricité résineuse quand on le frotte avec un ruban blanc de même substance qui, lui-même, prend alors de l'électricité vitrée. Je conclurai encore de là, qu'un développement d'électricité a lieu aussi dans le contact de la lumière et de la rétine. Du reste, on connaît l'intimité qui existe entre les trois fluides impondérables , et le concours qu'ils se prêtent dans leurs manifestations respectives.

L'action chimique, les phénomènes de capillarité (M. Becquerel), de nouveaux rapports de contact, de pression, de frottement, de température, etc., produits incessamment dans l'intimité des organes, soit par les actes animaux, soit par les actes végétatifs, suffisent pour faire admettre que là se développent aussi des phénomènes d'électricité, fondant des effets d'impressions internes. Ceci n'a pas besoin d'autre démonstration, d'après ce qui a été dit précédemment.

Il doit découler de toutes ces considérations, abstraction faite de celles qui résulteraient de l'examen

de l'influx des volitions qui sera étudié plus tard,
une probabilité imposante en faveur de cette opinion,
récemment émise par plusieurs savants : que l'influx
nerveux serait identique au fluide électrique. Mais,
dans ce que j'expose en ce moment, je n'ai pas pour
but de démontrer cette identité. Je n'ai besoin, pour
le développement des théories qui vont suivre, que
de faire voir qu'au sein de toute impression des courants électriques s'établissent *nécessairement* au sein
du système nerveux.

Quant à la preuve pratique de ce fait, elle se
trouve dans la démonstration physique de l'existence de ces courants, démonstration donnée en
effet par les expériences de MM. Donné, Matteucci,
Pfaff et Coudret.

M. Donné avait observé des courants établis entre
les surfaces sécrétantes internes et la surface sécré-
tante externe ; entre l'estomac et la vésicule du fiel.
Mais on pouvait attribuer la formation de ces courants à ce qu'un fil conducteur était placé, dans
l'expérience, entre le liquide acide sécrété d'une
part, et le liquide alcalin sécrété de l'autre ; et il n'y
avait pas, dès-lors, lieu d'affirmer que ces sécrétions
de nature opposée fussent elles-mêmes le résultat de
ces courants. M. Matteucci fit voir que l'état électrique des surfaces des organes dépend de la vie
et se maintient au sein des membranes sécrétantes,
indépendamment des liquides qu'elles ont sécrété.

Sur un lapin dans lequel était remarqué un courant prononcé de l'estomac au foie, ce courant di-
minua considérablement par la section des vaisseaux

sanguins et des nerfs; puis il cessa tout-à-fait, quand l'animal eut été décapité. Chez un lapin empoisonné avec l'acide hydrocyanique, le courant parut lié aux contractions convulsives qui précédèrent la mort, et cessa avec la vie. Dans ces divers cas, cependant, l'état acide et alcalin des liquides sécrétés subsistait après la mort.

Enfin, M. Matteucci, saturant au moyen de réactifs l'état acide et l'état alcalin des membranes, vit cependant les courants se maintenir chez l'animal vivant.

Ces faits démontrent bien évidemment qu'il existe des courants au sein de l'économie, et que ces courants dépendent de la vie.

De plus, au moyen de l'électromoteur médical de M. Fozembas, et de l'électromètre condensateur de Volta, M. Coudret a recueilli l'électricité dégagée de points irrités externes.

Enfin, Pfaff a reconnu un fluide électrique libre normalement dégagé de l'organisme.

Dans le système électrique des impressions, tel que je le développe, chaque impression devra varier selon que le corps impressif possédera telle ou telle nuance d'électricité, selon le degré de tension auquel il la possédera, selon la variété de nature de ses molécules qui chacune pourront faire développer un genre ou un degré différents d'électricité, selon la force ou la durée d'application de l'objet sur le nerf, selon la nature, les dispositions particulières de chaque nerf, de chaque organe impressionnés, etc., etc. Ainsi les agents impressifs qui s'exercent, par exem-

ple, sur l'appareil cérébro-spinal sont extrêmement
variés, souvent même le même corps varie d'état
électrique d'un instant à l'autre, notamment selon sa
température; d'un autre côté, à ne considérer que
le genre d'appareil nerveux qu'ils intéressent, on
sait que les résultats de leurs impressions se produisent très rapidement, à cause de l'aptitude de transmission de cet appareil.

Quant aux excitants spéciaux de l'appareil nerveux
ganglionnaire, ce sont, comme on sait, le fluide
sanguin en général, chacun de ses éléments en particulier, constituant en dehors de la masse du sang
certaines humeurs normales ou anormales, et ce sont
les modifications réactives qui s'opèrent au sein des
fluides, ou entre ces fluides et les solides. Les impressions exercées par ces agents sembleraient devoir être, au premier abord, bien moins variées que
celles qui affectent le système cérébro-spinal; mais,
cependant, la composition des tissus et surtout celle
des fluides n'est pas tellement constante, qu'il ne
doive souvent en résulter de nouvelles modifications
impressives. Ainsi, par exemple, un sang plus fluide
ou plus consistant, un sang dans lequel prédomine
tel ou tel de ses éléments immédiats, un sang plus
ou moins oxygéné, plus ou moins riche en principes
nutritifs, un sang soumis en totalité ou en quel-
qu'un de ses éléments à un travail de décomposition,
un sang chargé de principes étrangers, sédatifs, excitants, irritants, etc., un sang, dis-je, pouvant se modifier sous une foule de circonstances, et modifier
par conséquent aussi la composition même des

tissus et des autres humeurs, déterminera sur le système nerveux, qu'il est appelé à impressionner, des résultats extrêmement variés d'impression. Il n'est pas nécessaire, je crois, d'insister davantage sur ce sujet.

En résumé, *l'impression doit être considérée en essence, comme le conflit exercé entre les pouvoirs électriques de deux parties distinctes de matière ou de deux corps distincts.*

Il n'y a pas, en réalité, de corps impressionnant et de corps impressionné, car l'électricité dominante dans chaque corps attire aussi bien qu'elle est attirée; mais, comme en physiologie nous n'avons en vue, à la suite des impressions, que les modifications apportées à l'organisme, nous devrons conserver ces deux dénominations, en considérant cet organisme non comme l'agent, mais comme le sujet de l'impression.

Dans, à peu près, tous les cas d'impression, un dégagement de fluide électrique pourra s'opérer et être suivi de la transmission de ce fluide, dans la longueur des filets nerveux. On conçoit cependant que, dans quelques circonstances, les agents impressifs n'exercent aucune modification électrique dans les nerfs; et, par exemple, quand les nerfs n'ont pas d'influx électrique positif ou négatif à échanger avec eux, comme dans les circonstances où cet influx est retenu ailleurs par le fait de quelque autre impression interne ou externe plus puissante, ou d'autres fois par inaptitude accidentelle des nerfs à transmettre cet influx, inaptitude résultant d'une altération particulière de leur substance : ce qui peut

avoir lieu, comme sur les cadavres soumis aux expériences galvaniques, à la suite de mouvements
électriques trop prolongés ou trop vifs, amenant un
collapsus plus ou moins considérable dans la fonction
et exigeant dès-lors un repos réparateur, le *sommeil*
des nerfs.

La transmission de l'impression doit être en rapport avec l'impression et avec l'état et l'organisation
de chaque appareil nerveux en général, et de chacun
des nerfs en particulier, qui sont tous conducteurs
de l'électricité, mais qui, ainsi que je l'ai démontré,
peuvent offrir, selon le degré de ce pouvoir, des particularités importantes.

Maintenant, si nous nous rappelons ce qui a été
dit au sujet du faible pouvoir conducteur de certaines parties du système nerveux, notamment des
ganglions, nous comprendrons que si cette électricité est portée, accumulée en dépôt dans ces ganglions, elle puisse en s'en écoulant, d'après ses tendances naturelles, pour se répandre soit d'un côté
dans les plexus viscéraux, soit d'un autre côté dans
l'appareil cérébro-spinal, elle puisse, dis-je, suffire
ainsi aux besoins déterminés par les volitions de ces
ganglions et de cet axe cérébro-spinal.

D'après cela, si les ganglions reçoivent comme influx d'impressions, du fluide électrique, et si, après l'a-
voir conservé pendant plus ou moins de temps dans
leur intérieur, ils peuvent le perdre par le fait de son
écoulement naturel, ou par le fait d'une attraction
exercée sur lui par des influences impressives étran-
gères à ces ganglions, il est clair que, comme ces

ganglions ne sont pas le siége d'un principe intelligent, ainsi que l'axe cérébro-spinal, et qu'ils ne sont pas par conséquent susceptibles de ces déterminations spontanées de mouvement qui constituent les volitions animales, il est clair, dis-je, que cet écoulement naturel ou passif représentera déjà seul un acte voliteur de ces ganglions, c'est-à-dire leur constituera une influence sur les mouvements intimes organiques. Il n'aura fallu pour cela, on le sent bien, qu'une continuité nerveuse d'après laquelle l'influx résultat des impressions, après avoir traversé les ganglions, se sera rendu dans des filets nerveux animateurs de mouvements contractiles propres à favoriser le renouvellement de ces mêmes impressions vasculaires premières sources de l'influx en question. Il est évident qu'ici la volition n'aura été qu'un résultat d'accumulation d'influx, et puis de transmission plus ou moins lente.

Je ne puis en dire davantage, jusqu'à présent, sur ce sujet susceptible de provoquer d'autres aperçus : j'y reviendrai plus bas. Il me suffit ici, comme jalon, d'avoir fait concevoir une sorte de volition ganglionnaire par l'emploi seul de l'électricité.

Enfin, nous comprendrons même que cette électricité puisse, étant portée lentement dans l'axe cérébro-spinal, se mettre à sa disposition, pour suffire, conjointement sans doute avec l'influx provenant des impressions externes, aux exigences des volitions encéphalo-rachidiennes. Mais on conçoit ici qu'à moins qu'il ne s'agisse des volitions incessantes et indépendantes de la volonté et de l'intelligence, cet influx électrique sera mis en mouvement par un principe spécial bien distinct de tout principe régissant la matière, par l'*âme*, qui le trouvera lentement accumulé en dépôt dans quelque partie de l'appareil cérébro-spinal, par exemple dans cette substance grise dont l'aspect rappelle tant celle des ganglions, et qui sans doute en partage les propriétés d'imparfait conducteur (1).

On voit, d'après tout cela, que sans forcer les théories on peut arriver à concevoir comment en

(1) Si certains animaux peuvent agiter leur tronc et leurs membres après la décapitation et après certaines mutilations, et si, comme je l'ai vu moi-même, des reptiles ayant la tête coupée peuvent encore faire mouvoir leurs yeux, il est évident qu'il est des parties de l'appareil cérébro-spinal qui sont dépositaires et mauvais conducteurs de l'influx nerveux. Quelle que soit la partie de ce système, soit la substance grise, soit la substance blanche, qui présente cette qualité d'imparfait conducteur, on doit donc l'assimiler physiologiquement à la substance ganglionnaire; aussi je l'appellerai désormais le *ganglion cérébro-spinal*, tout en pensant que cette dénomination convient plus particulièrement à la substance grise qu'à la substance blanche : 1° parce que, dans les nerfs, nous ne voyons de parfaite conductibilité que là où apparaît la pulpe blanche; 2° parce qu'au cerveau et à la moelle épinière la substance grise est formée, selon Valentin, absolument des mêmes globules que ceux des ganglions des animaux vertébrés, tandis que la substance blanche ne contient pas de globules; 3° parce que dans la moelle épinière, comme dans l'encéphale, la pulpe blanche sépare toujours l'origine apparente des nerfs de la pulpe grise, ce qui fait que celle-ci occupe les points les plus reculés de l'axe cérébro-spinal, c'est-à-dire, la place la plus naturelle d'un dépôt d'influx.

effet le fluide nerveux qui va présider à la contraction animale se trouve, s'il faut s'en rapporter à un très grand nombre d'expériences déjà faites, avoir tant de points d'analogie avec le fluide électrique ; et l'on voit, en somme, qu'il n'est peut-être pas nécessaire, pour l'explication des phénomènes vitaux autres que ceux qui ressortent des facultés et des actions intellectuelles et morales, d'invoquer d'autre agent d'impression, de transmission d'impression, de transmission de volition, de motilité, etc., que le fluide électrique. La raison en est, je le répète, que ce fluide est *nécessairement* dégagé dans les impressions, qu'il influence *nécessairement* l'état électrique des centres, que les centres *doivent* tôt ou tard réagir sur la modification électrique éprouvée, et que précisément le fluide électrique qui circule dans les nerfs en allant animer les mouvements contractiles, a, d'après une foule d'expériences variées, toutes les allures du fluide électrique, à tel point que le fluide électrique peut le remplacer dans l'exécution de ces mouvements.

Le fluide électrique, fluide *impondérable*, semblerait donc être, soit comme agent d'action, soit comme agent de réaction, un intermédiaire indispensable entre les corps *matériels* et le principe *immatériel* qui constitue l'âme.

Cependant, il faut le dire jusqu'à cette partie de cet ouvrage, il se peut que le fluide nerveux ne soit pas le fluide électrique ; mais il ne se peut pas que le fluide électrique ne l'accompagne dans le trajet des nerfs (1) : s'il en est ainsi, celui-ci seul ne rendra-t-il pas compte de certains phénomènes dits vitaux, comme il peut rendre compte de certains résultats sensitifs ? Certes, en ne considérant les actions impressives que sous le rapport de la nécessité de leurs conflits électriques, on ne peut faire autrement que d'admettre leur influence dans les phénomènes physiques ou chimiques qui s'opèrent dans l'économie, et on ne peut contester leur suffisance pour de pareils résultats, si l'on tient compte et du pouvoir électro-conducteur de l'appareil nerveux et de l'excessive instabilité de la combinaison des éléments organiques, fluides ou solides, entre eux. Tout cela sera examiné plus tard.

(1) Je sais très bien que certains expérimentateurs, et notamment MM. Muller et Person, ont cru démontrer que le névrilème était un parfait conducteur du fluide électrique, pouvant conséquemment le faire dissiper dans les tissus voisins des nerfs, à mesure que les impressions le font développer ; mais je ferai voir, tout en prouvant le contraire, le côté faible de ces démonstrations, quand je discuterai une à une les objections d'après lesquelles on a jusqu'ici douté de l'identité des deux fluides.

CHAPITRE III.

De l'excitation et de la sédation.

Les agents modificateurs de l'appareil nerveux y peuvent produire, sur chaque genre de système, des modifications selon lesquelles leurs actions vitales et spéciales sont tantôt exagérées et tantôt au contraire subexcitées : en d'autres termes, il est pour chaque système des agents excitants et des agents sédatifs.

L'excitation est souvent, à n'en pas douter, le résultat de l'excès d'action d'une impression qui, à un faible degré, ne donne lieu à aucune modification notable de l'organisme. En même temps que cette impression excite, parce qu'elle devient plus prononcée, il est certain qu'elle donne encore lieu à un conflit plus énergique entre les deux objets de l'impression. Les courants électriques qui traversent les nerfs, par le fait de l'impression modérée, deviennent donc après l'excitement plus forts et plus rapides.

Maintenant, quel peut être l'effet d'une plus grande force et d'une plus grande rapidité des courants au sein des conducteurs nerveux?

D'un côté, ces conducteurs soit parfaits, soit imparfaits, vont présider à certaines fonctions spéciales : eh bien! si ces fonctions peuvent s'exécuter sous une influence électrique, et telle est, à n'en pas douter, une des conditions de la sensation, car l'électricité des machines la provoque; telle est une des conditions de la contraction, car même sur le cadavre le galvanisme la met en jeu; telle est enfin une des conditions de la calorification et des compositions et des décompositions chimiques nutritives, ce qui n'a pas besoin de démonstration : si, dis-je, ces fonctions peuvent s'exécuter sous une influence électrique, il est clair que l'influence de courants plus considérables activera l'énergie de ces fonctions, comme cela a lieu en effet dans les actes en question de sensation, de contraction, etc.

D'un autre côté, les actions spéciales à la vie de nutrition ne s'exercent pas seulement aux extrémités nerveuses, elles s'exercent aussi, pour l'entretien du système nerveux lui-même, au sein même de ce système. Dans ces actions s'exécutent, comme l'on sait, des phénomènes chimiques : eh bien! il est hors de doute que ces phénomènes chimiques ne puissent être eux-mêmes modifiés par un excès de cette électricité qui traversait normalement leur siége organique. Ce passage extraordinaire de courants résultant de l'impression stimulante ne pourra, certes, qu'activer les compositions et les décompo-

sitions nutritives propres à l'organe en question.
Mais de ces actions chimiques naissent aussi, incontestablement, pour se répandre dans ce même
organe nerveux, des courants électriques. Si ces
actions propres sont donc activées, les courants
propres le seront donc aussi; de sorte qu'il faudra
conclure qu'une impression excitante, opérée sur les
extrémités nerveuses, est non-seulement le point
d'origine de courants plus intenses, mais peut encore
en faire surgir de nouveaux de chaque point où
s'exerce la nutrition propre à l'appareil nerveux.

Telle me semble être l'essence de l'excitation,
dès-lors caractérisée par l'exagération des actes, soit
nutritifs, soit spéciaux, de celui des deux appareils
nerveux qui est soumis à l'excitement.

On sent que la sédation sera constituée par des
phénomènes inverses, quand l'impression qui la
provoquera directement sera moins excitante que les
impressions normales ou habituelles dont elle prendra la place.

Un corps impressif, pouvant donner lieu à un
conflit électrique entre lui et le nerf impressionné,
et devant nécessairement provoquer des courants au
sein de ce nerf, et de là au sein de l'appareil nerveux,
attirera, avons-nous dit, telle espèce d'électricité, et
repoussera telle autre : il donnera donc lieu à un influx attiré et à un influx repoussé. De plus, comme
ce corps aura plus ou moins de puissance électrique
sur le système nerveux, les influx seront plus ou
moins puissants.

Dans tout conflit électrique entre deux corps de

nature quelconque, les courants se dirigent du corps électro-positif au corps électro-négatif, parce qu'il est reconnu, en physique, que le fluide positif a plus de puissance dynamique que le fluide négatif; qu'il renverse même les obstacles qui se trouvent sur son courant, ce que ne fait pas le fluide négatif. Il est évident qu'il en sera de même dans toute impression : de sorte que l'impression, sur nos extrémités nerveuses, d'un agent électro-positif, donnera lieu à un courant galvanique centripète, tandis que l'impression d'un agent électro-négatif donnera lieu à un courant galvanique centrifuge ; et de sorte, encore, que le premier de ces agents aura plus d'influence d'excitation sur les centres que le second, parce que, par l'immersion d'un courant centripète, les centres sont soumis à une sorte d'ébranlement et de pression impulsive et fortifiante de leurs molécules, tandis que, par l'immersion du courant centrifuge, c'est un effort de distension et de relâchement qu'elles subissent. On doit penser que le principe de vie dont toutes les facultés sont centralisées, et qui ne puise pourtant sa puissance d'agir que dans le mouvement qui lui est imprimé, recevra dès-lors aussi, d'un influx qui tend vers lui, un ébranlement bien différent de celui que produit l'influx qui l'abandonne. En supposant même que le fluide négatif soit un fluide réel et ne soit pas simplement une négation du fluide positif, il est clair que son afflux vers le centre ne saurait, faute de pouvoir impulsif suffisant, compenser l'effet de la fuite du fluide positif.

L'expérience semble confirmer cette manière de

voir : Marianini, Grapen Giesser, Ritter, ont observé que l'application du pôle positif donnait lieu à plus de douleur, plus de commotion, plus d'excitation des forces vitales, plus de calorification, etc., que l'application du pôle négatif. Bien plus, d'après les expériences de Ritter, celui-ci serait un agent déprimant et même, à faible application, un agent sédatif, frigorifique.

S'il en était ainsi, nous serions déjà en droit de soupçonner qu'un grand nombre de conflits impressifs, que nous savons être excitants, ont pour qualité de repousser dans les conducteurs nerveux du fluide positif, et d'attirer vers eux du fluide négatif ; que beaucoup d'autres, au contraire, que nous savons être sédatifs, ont le pouvoir inverse. Plus bas je rapporterai les recherches, j'ose dire probantes, que j'ai faites à ce sujet. Mais, en attendant, je dois fixer ici les esprits sur un fait incontestable qui pourra servir de jalon dans ces recherches : le voici.

Il existe un agent impressif interne, le sang, s'exerçant sur les extrémités de l'appareil nerveux ganglionnaire, et des agents impressifs s'exerçant sur l'appareil nerveux périphérique. Eh bien ! il est à faire observer, d'un côté, que le sang ou du moins l'action végétative, résultat de son conflit avec les solides, ont, par rapport au système nerveux, une qualité électrique donnée, toujours la même dans l'état normal, c'est-à-dire toujours électro-positive si cette qualité doit être en essence électro-positive, ou toujours électro-négative si cette qualité doit être en essence électro-négative. D'un autre côté, il est à faire observer que les corps impressifs périphériques sont, au contraire, tantôt électro-positifs et tantôt électro-négatifs.

CHAPITRE IV.

De l'antagonisme nerveux et de la révulsion.

Etant admis, d'après la proposition. précédente, que la qualité de l'impression vasculaire reste constante, et étant admis aussi, d'après les preuves fournies plus haut, que le système nerveux est *un*, nous pourrons entrer sans difficulté dans l'explication des phénomènes de révulsion, et, par ceux-ci, en apprécier une foule d'autres restés inexpliqués jusqu'ici.

Il est clair que, toutes les fois qu'une impression périphérique de même qualité que l'impression vasculaire normale s'effectuera, elle nuira essentiellement à celle-ci, en ce sens qu'attirant le fluide que celle-ci s'efforce d'attirer normalement, elle repoussera vers les extrémités nerveuses vasculaires le fluide portant le nom contraire, c'est-à-dire le fluide de même nom que celui dont est animé le sang : d'où l'impression du sang, étant moins parfaite, rendra moins parfaite son excitation spéciale sur le système nerveux ; d'où, enfin, l'action chimique consécutive de l'excitation s'exécutera moins bien. Que l'on suppose, au contraire, une impression périphérique de qualité électrique contraire à celle de l'impression sanguine, d'après le raisonnement précédent, l'action végétative sera en général excitée.

Or maintenant, si, outre qu'il est peut-être possible d'arriver à connaître directement la qualité électrique propre du sang ou de l'action végétative, on peut encore la déduire de la connaissance facile de la qualité électrique de quelques agents impressifs périphériques modifiant, par influence révulsive, l'acte nutritif, nous arriverons par deux voies à savoir à quoi nous en tenir et sur l'essence de l'action vitale en général, et enfin aussi sur son influence dans les actions de la vie animale.

J'entrerai bientôt dans les recherches annoncées à ce sujet ; mais établissons d'abord convenablement la théorie de la révulsion, ou de l'antagonisme nerveux, en l'étayant sur les faits.

On peut déjà déduire, de ce qui a été avancé, la proposition suivante :

Dès qu'un des deux systèmes est excité, ce n'est pas une raison pour que l'autre le soit ; c'est bien, au contraire, souvent un motif de subexcitation pour celui-ci.

Par le fait, étant donnée une impression stimulante s'exerçant sur une extrémité nerveuse dépendant de l'appareil cérébro-spinal, elle tend à attirer vers elle, du reste de l'économie, un certain fluide électrique ; et alors ce fluide, en dépôt dans les ganglions ou en tension aux extrémités nerveuses vasculaires, se porte vers elle en traversant l'appareil céphalo-rachidien , et non plus vers les plexus viscéraux où les actes de nutrition sont modifiés du moment que ce fluide avait son emploi dans le conflit nutritif , comme on n'en peut douter, puisqu'il y était présent.

Dans la supposition , bien au contraire, d'une suractivité générale , mais non morbide, des impressions nutritives, telle que celle qui est occasionnée par l'action d'un sang trop riche en principes nutritifs, cette impression tend à attirer vers elle un certain influx déposé dans les ganglions, qui n'est dès-lors plus aussi bien porté à s'écouler par les anastomoses qui font communiquer ces ganglions avec l'axe cérébro-spinal ; de sorte que l'appareil encéphalo-rachidien est relativement en subactivité de fonctions. Si, au lieu des impressions excitantes que nous venons de mettre en jeu sur chacun des deux appareils, s'exercent au contraire sur eux des impressions sédatives, les effets deviennent inverses; le calme ou le silence des impressions d'un des systèmes nerveux laissent plus d'activité aux impressions reçues par l'autre.

Les faits d'observation tant physiologique que pathologique témoignent de la justesse de pareilles propositions. Ainsi :

1° Les individus les moins bien partagés sous le rapport de la force de nutrition ont , en général, le système encéphalo-rachidien d'autant plus impressionnable et d'autant plus actif ; ceux qui, au contraire, ont les apparences les plus robustes et les plus volumineuses ont d'ordinaire la sensibilité d'autant plus obtuse.

2° L'exercice des passions, les contentions fortes d'esprit nuisent aux mouvements nutritifs, au lieu que le calme de l'esprit et du cœur les favorise.

3° L'abus des stimulants de l'appareil de la vie animale finit par provoquer l'amaigrissement, et quelquefois même le marasme ; tandis que l'usage prolongé de l'opium tend, ainsi qu'on le voit chez les Orientaux, à produire l'obésité.

4° La même opposition se fait remarquer entre les effets de la chaleur qui est le radical des stimulants, et le froid qui est le radical des sédatifs. L'influence prolongée du premier de ces agents fait tomber l'enbonpoint, fait diminuer, d'après les belles expériences de M. Edwards, la faculté de produire du calorique, engendre l'hyposthénie des organes les plus doués de l'innervation ganglionnaire, etc., etc. L'influence du second augmente, au contraire, chez les animaux leur faculté de produire du calorique (Edwards), tend au développement exagéré des formes, prédispose aux maladies inflammatoires des organes les plus doués de l'innervation ganglionnaire et les moins doués de l'innervation cérébro-spinale, etc., etc.

5° Les maladies dites nerveuses coïncident toujours avec l'amaigrissement, tandis que les maladies franchement inflammatoires se développent de préférence chez les individus les mieux nourris.

6° Dans les cas de grandes pertes de sang, de ma-

ladies par altération des qualités plastiques et nutritives de ce fluide, de convalescence, d'abstinence prolongée, etc., le système cérébro-spinal est généralement dans un état notable de surexcitation, qui ne
se calme qu'à mesure que l'appareil de nutrition reprend son empire.

Dans le cours de ce travail je produirai d'autres
faits aussi péremptoires que ceux-ci en faveur de cette
loi de *balancement* déjà reconnue (M. Adelon), mais
non expliquée par les physiologistes.

On se rappelle que j'ai proclamé, d'après certaines
données anatomiques et physiologiques, l'unité du
système nerveux : s'il est quelque point de doctrine
qui puisse encore venir à l'appui de cette idée, il ne
peut en être de plus puissant que cette loi même de
balancement, d'après laquelle en effet l'influence
fonctionnelle d'un des systèmes nerveux devient
évidemment solidaire de l'influence de l'autre, et qui
prouve par conséquent leur dépendance mutuelle.

Dans certains cas, la masse cérébro-spinale est tellement excitée par une impression périphérique, qu'au
lieu de garder en dépôt dans son sein l'influx repoussé par cette impression, elle tend à réagir contre
elle : c'est-à-dire qu'elle opère des volitions d'après
lesquelles elle tend à repousser loin d'elle, dans les
nerfs, l'influx surabondant de l'impression reçue.
Alors la réaction peut s'exercer par tous les nerfs
émanant de l'axe encéphalo-rachidien, et alors l'appareil ganglionnaire, que nous avons vu émaner de
l'axe cérébro-spinal, ne pouvant plus faire écouler
son propre influx de répulsion vers cet axe, le laisse

4

s'écouler en entier vers les plexus : de sorte qu'il y a momentanément dans la vie nutritive exagération des actes fonctionnels, puis, si l'impression excitante persiste, irritation croissante des nerfs de l'appareil ganglionnaire, surtout de ceux qui correspondent aux points déjà affectés par l'impression primitive, enfin bientôt phénomènes de surstimulation générale de cet appareil, fièvre, etc.

On voit par là qu'une impression trop vive, une impression capable de provoquer, par exemple, une douleur excessive, s'exerçant sur les nerfs de la vie animale, peut, en dépit de la loi de révulsion, amener progressivement l'excitation des nerfs de la vie végé-tative ; tandis qu'une impression de même nature, mais douée d'une qualité stimulante peu exagérée, tend au contraire à modérer l'activité de ces derniers.

Mais il y a encore autre chose à considérer ici : c'est qu'une impression locale, après avoir d'abord excité les nerfs du système cérébro-spinal, après avoir peut-être sympathiquement excité, comme je viens de le faire voir, ceux du système ganglionnaire, doit enfin aussi, si elle a été assez prolongée ou assez vive, exciter *directement* sur le même point les nerfs de l'appareil nerveux ganglionnaire sur lesquels elle s'est aussi exercée ; c'est-à-dire qu'elle doit enfin faire accumuler de l'influx sur cet appareil, rendre celui-ci de plus en plus irritable, l'enflammer, et enfin lui faire réveiller à son tour ses sympathies.

Il faut se figurer en effet l'impression locale ici mise en question, d'un côté, comme faisant accu-muler une quantité extraordinaire d'influx de répulsion dans les ganglions, en s'exerçant sur les extrémités viscérales de l'appareil ganglionnaire ; de l'autre côté, comme en faisant diriger une autre quantité anormale vers l'axe cérébro-spinal, en s'exerçant sur les extrémités viscérales de l'appareil céphalo-rachidien. Or, le ganglion conserve pendant quelque temps l'influx reçu : l'axe cérébro-spinal peut en conserver une partie ; mais il est dans la puissance du principe intelligent qui réside en ce dernier, de repousser, de disséminer cet influx. Il le dissémine en effet par le moyen de la volition, si cet influx est le résultat d'une impression trop vive, irritante. Il suit de là que, par la répétition ou la durée de l'impression, l'axe céphalo-rachidien s'affectera moins que le ganglion qui recevra toujours de nouvelles charges, qui ne s'en débarrassera que passivement et que lentement, et qui, pour s'en débarrasser, trouvera ces deux voies : l'une, ses anastomoses avec l'axe cérébro-spinal qui lui enverra peut-être, au contraire, une partie de l'influx irritant qu'il aura reçu, au lieu de pouvoir en recevoir de lui ; et l'autre, les plexus viscéraux.

On voit, d'après tout cela, que l'appareil nerveux de la vie organique sera forcé du reste, déjà, comme corps imparfait conducteur, de concentrer en lui son influx au lieu de pouvoir le disséminer, et à la fin de manifester seul des effets de tension, c'est-à-dire des effets d'excitement. Ces effets d'excitement n'auront leur terme, bien entendu, que lorsque l'influx surabondant, que l'appareil ganglionnaire a pour qualité de perdre difficilement, sera perdu.

Enfin, il faut dire aussi, et cela est important à dire, qu'il se formera, par rapport aux filets du système nerveux de la vie animale qui vont se distribuer dans le point affecté, une sorte de révulsion : car on doit toujours se figurer les extrémités des deux systèmes comme disposées, les unes par rapport aux autres, aux deux bouts d'un corps conducteur, par conséquent en opposition révulsive ; et alors, le bout qui sera actuellement le plus impressionnable sera celui qui attirera dans son système le plus de fluide impressif.

Cependant, si l'excitation de l'appareil nerveux ganglionnaire est par trop vive, sa transmission franchira les points d'arrêt constitués par la chaîne ganglionnaire, se propagera à l'axe céphalo-rachidien par les anastomoses intervertébrales et y provoquera certaines modifications d'excitation, entre autres, peut-être, celle de la douleur ; fait déjà prouvé par les expériences de M. Brachet et de M. Berutti : de sorte que l'appareil de la vie animale partagera réellement, d'une manière dite sympathique, l'excitation de l'appareil nerveux ganglionnaire.

Tout ce que je viens d'établir, par rapport à l'excitation, s'applique aussi à la sédation. Ainsi, la sédation d'un appareil nerveux, qui, étant modérée, est une condition d'exagération de fonctions pour l'autre système, peut au contraire être pour lui une condition de débilité, si elle est excessive. C'est ainsi, d'une part, que dans le sommeil léthargique que provoque un froid très rigoureux, agent éminemment sédatif de l'appareil cérébro-spinal, on voit les battements

du cœur se ralentir et les fonctions nutritives se modérer notablement : cela s'observe surtout dans l'engourdissement des animaux hibernants, qui peuvent,
en cet état, vivre des mois entiers sans prendre aucun aliment. C'est ainsi, d'autre part, que des synco-
pes, des défaillances fréquentes, en un mot des anéan-
tissements momentanés de la vie animale, suivent les
grandes pertes de sang, accompagnent l'état chloro-
tique, etc. ; et cela, par suite de la sédation excessive
de l'appareil nerveux de la vie organique déterminée
par ces états.

Ainsi, en résumé, l'on considérera les nerfs comme
doués, par rapport aux agents impressifs, d'une certaine espèce des deux électricités naturelles, soit de
l'électricité positive, soit de l'électricité négative ; et
l'on considérera que, lorsque les agents impressifs
auront attiré sur certaines extrémités nerveuses
l'isolement de l'une des deux électricités, au même
moment l'électricité contraire tendra à s'isoler dans
le reste de l'appareil nerveux.

Mais on devra considérer aussi qu'il pourra se rencontrer divers points d'arrêt sur le trajet du courant
nerveux, points d'un arrêt incomplet, comme il a été
dit, et déterminés par des changements de substance
nerveuse ; que dès-lors, en deçà et près de ces points,
il s'isolera sur le trajet des fils transmetteurs une électricité contraire à celle qui s'était isolée à la surface
impressionnée, tandis qu'en regard la surface même
de ce point d'arrêt se chargera d'une quantité d'électricité de même nom que celle-ci. On sent, d'après
cela, que l'impression sera comme répétée à la jonc

tion du conducteur et du point d'arrêt où elle pourra influencer le principe sentant, si c'est là que réside ce principe. Mais le point d'arrêt est imparfait conducteur : ce n'est donc que lentement que son électricité neutre pourra se décomposer, et chacun de ses deux fluides s'isoler complètement ; et une fois que cet isolement se sera effectué, ce n'est que lentement que les deux électricités pourront reconstituer leur combinaison, de sorte que la tension électrique restera assez durable dans le point d'arrêt. De l'autre côté du point d'arrêt, celui-ci offrira une face électrisée en sens contraire de la face qui regardait l'impression, c'est-à-dire offrira une face électrisée dans le sens du corps impressif. Ce point d'arrêt agira donc, par rapport aux cordons nerveux situés au-delà de lui, comme avait agi le corps impressif lui-même par rapport aux parties impressionnées ; il agira cependant à un plus faible degré que celui-ci, d'après cette loi de physique qui établit qu'*un courant qui rencontre un obstacle imparfait provoque, dans le trajet du conducteur, bien plus de tension électrique en deçà qu'au-delà de l'obstacle :* loi de physique qui explique du reste aussi pourquoi les deux appareils nerveux ont à peu près jusqu'ici paru, aux yeux des physiologistes, indépendants l'un de l'autre.

Si de nouveaux points d'arrêt se présentent aux courants, par exemple, des ganglions, ils se comporteront comme le premier que j'ai examiné ; de sorte que finalement l'influence électrique, étant arrivée aux extrémités des nerfs opposés à ceux qui ont été primitivement impressionnés, y déterminera l'isolement d'une électricité contraire à celle qui avait été isolée sur les extrémités impressionnées de ces derniers : seulement, comme elle diminuera d'intensité après chaque obstacle, d'après la loi de physique que je viens de citer, cet isolement ne sera pas proportionnel à celui qui s'est produit aux extrémités impressionnées. D'un pareil genre d'isolement résultera une sédation; car les extrémités des nerfs opposés aux nerfs primitivement siége de l'impression prendront un genre d'électricité, précisément, de même nom que celle des corps qui ont l'habitude de les impressionner : d'où ces corps n'auront plus la puissance de les influencer, ou de les influencer aussi fortement qu'à l'ordinaire.

CHAPITRE V.

Des qualités de l'électricité nerveuse.

Serait-il possible maintenant de déterminer théoriquement ou expérimentalement quels sont les genres d'électricité qui s'isolent, de préférence, dans tels ou tels points du système nerveux, d'après les conditions d'impression, d'écho d'impression sur le centre cérébro-spinal, etc.?

Pour plusieurs raisons, j'ai lieu de croire que les corps impressifs destinés à exciter l'action nerveuse, et en particulier l'action nerveuse vasculaire, sont en général, par rapport aux extrémités nerveuses, de qualité électro-positive, et que par conséquent les corps excitants électro-positifs tendent à isoler en regard d'eux, sur les nerfs impressionnés, de l'électricité négative, et loin d'eux, sur les extrémités opposées de l'appareil nerveux, de l'électricité positive, à moins qu'une autre impression stimulante ne s'exerce sur celles-ci.

Je rapporterai les faits et j'établirai les considérations sur lesquels je fonde mon opinion ; mais, auparavant, je vais rappeler quelques lois de physique desquelles elle doit en partie émaner.

Le fluide positif a une supériorité dynamique incontestable sur le fluide négatif, puisque, dans le circuit galvanique, tous les physiciens considèrent le courant comme allant du pôle positif au pôle négatif ; puisque, dans l'échange des deux fluides à travers des obstacles, c'est toujours dans le sens du passage du fluide positif qu'ils sont renversés ou brisés.

Dans toute combinaison, le corps qui joue le rôle de base prend l'électricité négative, et le corps qui joue le rôle d'acide, l'électricité positive. (MM. Pouillet et Becquerel.)

L'inverse a lieu dans toute décomposition.

Dans la combustion, l'oxygène et le produit oxygéné qui en résulte prennent l'électricité positive, et le combustible prend l'électricité négative. (M. Pouillet.)

Dans la communication de la chaleur, le fluide naturel est décomposé de manière que le corps chauffant attire vers lui l'électricité négative et repousse loin de lui, dans le corps chauffé, l'électricité positive. (Je rapporterai plus loin l'expérience de M. Becquerel, qui a servi de base à cette conclusion.)

Dans les phénomènes d'endosmose, le corps le

plus électro-positif et le moins dense se transporte vers le corps électro-négatif.

Ces principes étant posés, examinons les faits qui pourront nous faire supposer que les impressions desquelles émane l'excitation nerveuse peuvent être considérées comme portant en général en elles la qualité électro-positive, et par conséquent comme attirant, des centres nerveux vers les extrémités nerveuses impressionnées, l'électricité négative.

Le sang étant l'excitant normal et constant de l'économie, nous commencerons par examiner quelle est l'essence de l'excitation sanguine. Une fois celle-ci connue, il nous sera plus facile d'apprécier quelle est généralement l'action des excitants périphériques, soit d'après la manière dont leur impression influence l'excitation vasculaire normale, soit par notion directe.

1° Bellingeri dit que le sang veineux est toujours animé de la même électricité que le sang artériel chez les oiseaux et les chevaux, qu'il l'est quelquefois chez les brebis et les veaux; que d'autres fois il est à l'état négatif, l'autre sang étant animé de l'électricité positive, mais que jamais l'inverse n'a lieu. Il pense, en conséquence, que l'état négatif du sang veineux et positif du sang artériel constitue la règle, qu'on ne peut pas constater toutes les fois (1).

Or le sang artériel est excitant par rapport aux parois vasculaires, et le sang veineux ne l'est pas, ou l'est beaucoup moins.

____

(1) *Experimenta in electricitatem sanguinis*, pag. 15-18.

2° La sérosité du sang donne les signes d'une réaction alcaline, quand elle impressionne les papiers réactifs. Il est hors de doute que les sels basiques ou les bases présents dans cette sérosité n'impressionnent, d'après les qualités propres à l'alcalinité, les extrémités nerveuses vasculaires.

3° Dans l'acte respiratoire, le sang absorbe de l'oxygène et rejette de l'acide carbonique. Il résulte de ces deux faits incontestables que le sang prend l'électricité positive dans les artères, et l'électricité négative dans les veines. En effet, d'un côté, d'après les expériences de M. Pouillet, dans la combinaison, l'oxygène devient électro-positif et tend à rendre électro-positif le produit de cette combinaison, tandis que la partie de combustible qui ne s'est pas combinée avec lui tend à prendre l'électricité négative. Or, ici, le corps combustible vient du côté des veines, et une fois la combinaison faite, le produit s'en dirige du côté des artères : il doit en résulter qu'à partir du poumon un courant électro-négatif se dirigera dans la colonne de sang veineux, tandis qu'un courant électro-positif se dirigera dans la colonne de sang artériel. Quand un cylindre de charbon est, dans l'expérience de M. Pouillet, soumis à la combustion, l'électricité positive va occuper le produit de la combinaison, l'acide carbonique avec lequel elle se dégage, et l'électricité négative se répand dans le cylindre de charbon. Dans l'économie, ce sera donc le combustible, sang veineux, qui se chargera d'électricité négative, et ce sera le produit de la combustion, sang artériel, qui prendra l'électricité positive.

D'un autre côté, il est vrai, du gaz acide carbonique est rejeté par le sang veineux quand il devient sang artériel : ce gaz, en qualité d'acide provenant d'une décomposition, emporte avec lui de l'électricité négative. Mais à quelle colonne sanguine laisse-t-il l'électricité positive? est-ce à la colonne veineuse? est-ce à la colonne artérielle? C'est évidemment à celle qui va se trouver privée de son acide, c'est-à-dire à la colonne artérielle.

De ce que nous savons de bien positif sur les modifications du sang qui passe de l'état veineux à l'état artériel, il résulte donc que le sang artériel, qui est le plus excitant, est positif; et que le sang veineux, qui est le moins excitant, est négatif. Ce résultat d'induction est, comme on le voit, en accord avec les observations de Bellingeri.

Voici maintenant ce qui doit ressortir des divers états électriques des deux sangs : du moment que le sang, en traversant les capillaires généraux, passe de l'état positif à l'état négatif, les parois de ces capillaires et notamment les extrémités nerveuses qui s'y distribuent ont, d'après le conflit d'antagonisme qui existe entre elles et le sang, passé à un état électrique inverse de celui qu'elles avaient auparavant; c'est-à-dire que, dans l'acte nutritif, les solides et les nerfs ont cédé de leur électricité négative au sang et lui ont pris de son électricité positive. Si le contraire avait lieu, Bellingeri n'aurait jamais constaté l'état électro-négatif du sang veineux; car il y aurait toujours eu, dans les veines, neutralisation du courant électro-négatif provenant des phénomènes d'hématose, par un prétendu courant électro-positif provenant des actions nutritives.

Il faut donc penser que, dans l'exercice de ces dernières actions, l'électricité négative est attirée des centres nerveux vers les extrémités nerveuses vasculaires, et il faut penser que dans ce même exercice le sang joue le rôle de base.

4° Voici sur quelles considérations je puis encore étayer cette dernière opinion. Dans le sang l'élément excitant principal est, aux yeux de tous les physiologistes, l'hématosine ou la matière colorante qui forme l'enveloppe des globules. Eh bien ! MM. Dutrochet et Hornbeck ont vu, sous l'action de la pile, les globules rouges se porter au pôle négatif, quand les globules blancs et la fibrine se portaient au pôle positif : d'où il est clair que l'hématosine est l'élément le plus électro-positif du globule. « C'est le *cruor*, dit Burdach (1), qui est le plus pesant des éléments du sang, qui brûle le plus faiblement et qui, en brûlant, donne le moins de gaz, mais aussi le plus d'hydrogène ; de sorte que c'est lui qui contient le plus de cette dernière substance, dont il y a moins dans le sang que dans tout autre liquide. L'analyse n'a point confirmé qu'il soit fort riche en carbone et comparable, sous ce rapport, au pigment de l'œil ou à certains principes colorants des végétaux, l'indigo par exemple ; mais elle a démontré que la nature basique prédomine en lui ; car elle a fait voir qu'il est, de tous

____

(1) *Traité de physiologie*, tome VI, pag. 68 ; traduction française.

les matériaux constituants du sang, celui qui contient le moins d'oxygène. »

Cependant nous savons que c'est par l'introduction de l'oxygène dans le sang et par la perte que fait ce sang de son acide carbonique que le cruor prend une teinte vermeille : soit ; mais voici une théorie des changements de coloration du sang qui va faire concevoir cette sorte d'anomalie.

Il n'est personne qui n'ait observé que l'ocre rouge, qui doit sa coloration au peroxyde de fer, passe assez promptement au brun rouge, sous l'action de l'acide carbonique de l'air qui va former avec le peroxyde un carbonate de peroxyde. Or, MM. Berzélius, Lecanu considèrent le fer comme l'élément principal de l'hématosine ; et de plus, les cendres de l'hématosine sont constituées, d'après les remarquables analyses du dernier de ces chimistes (1), par de l'oxyde de fer. Dès-lors le cruor ou l'hématosine peut être constitué dans le sang artériel par un oxyde ou un peroxyde basique (correspondant au peroxyde de fer) ; dans le système capillaire, en vertu de l'addition de l'acide carbonique provenant de la décomposition des solides, cet oxyde ou hématosine rouge peut servir à constituer un carbonate neutre d'hématosine, ou l'hématosine brune (correspondant à un carbonate de fer) ; enfin, par la perte de l'acide carbonique faite dans l'acte d'hématose sous l'influence de la production de chaleur qui résulte de cet acte, ce même oxyde peut reparaître dans les

(1) *Études chimiques sur le sang humain*, 1837.

globules déjà formés sous sa première nuance, tandis qu'il se forme de toute pièce une nouvelle quantité de cette hématosine rouge dans les nouveaux globules qui sont les produits de l'hématose.

Ce qui me semble devoir sanctionner cette théorie, c'est le résultat même des expériences de Bellingeri, c'est-à-dire l'appréciation de la qualité électro-positive du sang artériel et l'appréciation de la qualité électro-négative ou moins électro-positive du sang veineux, l'une étant liée avec le pouvoir excitant de l'hématosine, et l'autre avec la négation de ce pouvoir.

Mais, dira-t-on, l'hématosine ne se combine jamais avec les solides : soit encore; sa nouvelle qualité moins électro-positive ou neutre acquise, au sein des capillaires, d'après sa nouvelle combinaison avec l'acide carbonique, s'y oppose; et toujours alors, dans l'économie, ce n'est que dans le sang que l'on rencontre l'hématosine ou bien le fer, son élément principal (MM. Berzélius, Lecanu). Mais l'hématosine rouge ou électro-positive, s'étant effacée ou neutralisée, doit céder la place, pour l'assimilation, à d'autres éléments du sang et, par exemple, à la fibrine des globules qui, sans doute, moins électro-positive que l'hématosine rouge (MM. Dutrochet et Hornbeck), n'est pas cependant essentiellement électro-négative comme l'a prouvé J. Muller (1), qui du reste contient,

(1) *Traité de physiologie*, par Burdach, tome VI : traduction française. Muller a prouvé que le coagulum formé au pôle positif, quand on soumet du sang à l'action de la pile, ne résulte que de l'action des acides des sels du sang qui se portent à ce pôle.

d'après toutes les analyses, moins d'oxygène que l'albumine dont elle paraît émaner et qui, en définitive,
ne peut que partager les qualités électriques générales
ou basiques du sang dont elle fait partie.

Enfin, il doit paraître si vrai que les matériaux
assimilables ont la même qualité électrique que l'hématosine, quoique peut-être à un moindre degré,
qu'on ne saurait concevoir l'assimilation sans l'acte
préalable d'excitation. Ces deux actes, en effet, émanent d'un seul mouvement, du mouvement d'attraction : l'excitation est constituée, d'après ce qui a été
exposé plus haut, par l'exagération du phénomène
électrique qui résulte de l'impression ; et l'assimilation
n'est, on le sent bien, que le résultat chimique de ce
même phénomène électrique exercé entre le corps impressif et le corps impressionné appelés à se combiner l'un avec l'autre. Eh bien! en tout cela l'excitation
peut bien être commencée par un certain corps impressif qui, à cause d'une action chimique opérée sur
lui, change de polarité au moment où il pourrait être
assimilé, et qui dès-lors, en vertu de l'excitation déjà
produite par lui, peut laisser à un autre corps, moins
excitable peut-être et non susceptible de se combiner
avec les produits de la décomposition des solides, la
faculté d'être assimilé.

Ainsi l'hématosine écarlate ou excitante a produit
son excitation propre, c'est-à-dire, étant électro-positive, a attiré vers elle du fluide négatif des solides et
des nerfs ; dans ce mouvement d'attraction elle a eu
affaire à des solides qui, en vertu de la décomposition nutritive normale et peut-être spontanée, ont

eu à lui céder avec la plus grande facilité un élément
capable de lui neutraliser son électricité positive : cet
élément, c'est l'acide carbonique : dès-lors cette hématosine n'a pu s'assimiler, elle s'est neutralisée, elle
s'est même dissoute en partie, puisque d'un côté le
sang veineux est moins riche en globules que le sang
artériel, puisque d'un autre côté l'hématosine n'est
pas retrouvée dans les solides. Mais l'influence attractive de l'hématosine ne s'était pas bornée à s'exercer
sur le fluide électrique de l'acide carbonique des solides, elle s'était exercée sur toute la masse solide
impressionnée ; elle avait attiré, particulièrement
dans le trajet de nerfs assez mauvais conducteurs,
une certaine quantité de fluide négatif; elle y avait,
par son excitement, engendré de nouveaux courants.
Eh bien! l'hématosine écarlate, neutralisant son pouvoir attractif, en passant au rouge brun, a fait que ce
fluide négatif, laissé en état de tension dans l'appareil
nerveux ganglionnaire, a influencé d'autres éléments
du sang, les éléments les plus électro-positifs après
l'hématosine écarlate, entre autres la fibrine qui est
moins oxygénée que l'albumine, et les y a influencés
d'une manière assez forte pour qu'ils fussent assimilés.

Mais, dira-t-on, le pouvoir attractif des solides ne
doit-il pas cesser du moment que l'excitant hématosine écarlate a disparu? Non, certes, si l'excitement
engendre de nouveaux courants, des courants qui
activent l'action nutritive intime des nerfs, et surtout
si les solides en question sont d'imparfaits conducteurs d'électricité et ne perdent que lentement leur

tension électrique ; et tels sont les nerfs de l'appareil ganglionnaire.

Je conclus de tout cela que, dans l'action chimique nutritive, le sang joue le rôle de base.

5° Il résulte, des expériences de Davy (1), que les graines des végétaux germent beaucoup plus vite dans l'eau électrisée positivement, que dans celle qui contient le principe opposé. Par analogie, l'on peut admettre l'état électro-positif du suc nutritif animal. Cependant M. Becquerel a vu l'influence du pôle positif faire rapidement périr les végétaux, tandis que celle du pôle négatif favorisait singulièrement leur accroissement ; mais M. Becquerel a reconnu lui-même que l'influence des acides nuisait essentiellement à la végétation, tandis que celle des alcalis lui donnait une énergique activité : dès-lors il a dû attribuer les effets signalés plus haut par lui, à cette double circonstance du transport des acides au pôle positif, et du transport des alcalis au pôle négatif, pendant l'exercice de la pile.

6° Porret a fait voir que lorsqu'une masse d'eau soumise à l'action de la pile est partagée en deux parties par une membrane organique, l'un des pôles étant en communication avec une de ses parties, et l'autre pôle avec la seconde, la plus grande portion du liquide de la cellule positive est transportée dans la cellule négative. Les physiciens ont expliqué ce phé-

____

(1) *Éléments de chimie agricole*, tome I, page 44 ; traduction française.

nomène par la propriété que possède le fluide positif
en mouvement de forcer les obstacles qui lui sont opposés, ce que ne fait pas le fluide négatif, en d'autres
termes, par la superiorité dynamique du fluide positif. Tel est le nœud du phénomène d'endosmose.

On sait, d'après les recherches de M. Dutrochet,
que les actions organiques s'accomplissent au sein
des tissus divers dont est formée l'économie animale,
par le concours de phénomènes d'endosmose et
d'exosmose. Je demande maintenant comment la période d'accroissement pourrait s'effectuer, dans l'économie, si les agents impressifs nutritifs n'étaient pas
électro-positifs; en d'autres termes, si les phénomènes d'endosmose ne prédominaient, de manière à porter les matériaux électro-positifs, qui précisément
sont les moins denses, vers les matériaux électro-négatifs, qui sont précisément les plus denses. Voilà,
selon moi, une preuve incontestable de l'état électro-
positif du sang, et de l'état électro-négatif des solides,
et en particulier des nerfs au sein desquels s'effectuent aussi des actes nutritifs.

Burdach (1) a fixé la question dans le même sens,
en disant : « Si nous jugeons d'après l'analogie (tirée
de l'ascension de la sève dans les plantes), le sang et
la substance organique solide doivent également manifester, par des mouvements, leur affinité réciproque
qui se révèle par l'échange mutuel de matériaux; et
le sang, qui est le plus mobile, doit être attiré par la
substance solide. S'il y a entre le sang artériel et le

____

(1) *Traité de physiologie*, tome VII, page 5.

sang veineux le même rapport qu'entre l'électricité positive et l'électricité négative, et si nous sommes fondés à admettre qu'en vertu de sa densité la substance organique solide se comporte comme élément négatif, elle attirera le sang plus liquide qui est animé d'une électricité positive, et repoussera le sang plus condensé qu'anime une électricité négative. »

7° Bellingeri a constaté que, dans les maladies inflammatoires, le sang était plus électro-positif. Or, l'inflammation est le résultat de l'exagération de l'action organique végétative: l'action organique végétative doit donc être mise normalement en jeu par une excitation électro-positive. Pendant l'état inflammatoire, l'augmentation de la tension électro-positive du sang aura naturellement lieu, soit parce que l'action nerveuse antagoniste aura exercé sur le sang une influence électro-négative plus forte, soit parce que le sang aura acquis des qualités plus excitantes provoquant l'inflammation, c'est-à-dire l'exagération des effets électro-chimiques.

8° « Il résulte des expériences de M. Becquerel, dit M. Pelletan (1), que lorsqu'un fil circulaire continu d'un métal homogène, de platine, par exemple, est chauffé dans un point, la chaleur, en se communiquant au métal, repousse du point chauffé l'électricité positive; la chaleur, en se transmettant le long du fil, produit successivement la même répulsion. Mais l'électricité négative se réunissant immédiate-

____

(1) *Traité élémentaire de physique générale et médicale*, tome II, page 370.

ment à l'électricité positive , par suite de la propriété conductrice du fil , on n'observe aucun courant. Si , néanmoins, il arrivait qu'un des côtés du fil homogène devînt meilleur conducteur que l'autre , il naîtrait aussitôt un courant galvanique. C'est ce que M. Becquerel a réalisé en faisant tout simplement un nœud au fil de platine, et en le chauffant alternativement d'un côté et de l'autre de ce nœud, ce qui produisait des courants contraires. » Les mêmes phénomènes doivent se produire dans l'appareil nerveux qui est composé, comme on le sait, de points inégalement conducteurs; et alors, en vertu de la loi énoncée , quand un des deux systèmes reçoit l'impression du calorique, ce calorique doit en repousser l'électricité positive vers l'autre.

Du reste, on a fait des expériences délicates qui prouvent qu'indépendamment de tout courant, un fil métallique chauffé donne à son extrémité des signes de fluide positif, rendus sensibles par le condensateur. (Pelletan.)

Quant à l'expérience fondamentale de la loi de physique que j'applique au point physiologique en question, la voici telle que l'a faite et rapportée M. Becquerel (1) : « Si l'on introduit un fil de platine dans un tube de verre fermé à la lampe par une de ses extrémités, que l'on fasse communiquer le bout libre du fil avec le plateau inférieur du condensateur de l'électroscope de Bohenberg , en les séparant avec une bande de papier humide , et touchant avec le

____

(1) *Traité de l'électricité* , tome II.

doigt le plateau inférieur, et qu'au moyen d'une lampe à alcool on porte au rouge la partie du tube qui est fermée, on n'obtient aucune charge électrique quand on enlève le plateau supérieur ; mais si l'on enroule à l'extrémité du bout du tube qui a été fermé un fil de platine, dont l'extrémité libre communique avec le sol, et que l'on chauffe fortement ce bout, au point de le faire rougir, le fil intérieur transmet au condensateur une charge très sensible d'électricité positive. »

Ici, comme on le voit, la partie extérieure du tube de verre est la partie chauffante par rapport à la partie intérieure : il résulte donc bien de cette expérience, et de beaucoup d'autres qu'il serait inutile de citer, que la chaleur, en se transmettant d'un corps à un autre, d'une molécule à une autre, repousse au-delà de la partie chauffée l'électricité positive et attire au contraire l'électricité négative, qui, dans l'expérience citée, se met en communication avec le sol ; en d'autres termes, que la partie chauffante prend l'électricité négative à l'autre, de manière que celle-ci n'accuse à l'électroscope, du côté le plus éloigné du foyer de chaleur, que de l'électricité positive.

Maintenant, on n'ignore pas qu'une production abondante de chaleur, et la plus abondante d'après tous les physiologistes, ressort de l'acte d'hématose, et que dès-lors le sang rouge doit impressionner les parois vasculaires, comme plus chaud qu'elle ; d'un autre côté, on n'ignore pas qu'une certaine production de chaleur ressort des actions chimiques végétatives. Les points qui en sont le siége, comme ceux qu'impressionne un sang déjà plus chaud, attirent donc vers eux l'électricité négative des nerfs, et repoussent, dans le trajet de ceux-ci, vers les extrémités les plus froides, telles que les extrémités périphériques, le fluide positif. Ainsi, pour nous, les actions thermo-électriques auront la même valeur, soit dans l'impression du sang échauffé par son action chimique propre, soit dans l'impression de l'action chimique du sang sur les tissus, auront la même valeur, dis-je, que les actions électro-chimiques nutritives déjà étudiées. Cela est si vrai, que Haller (1) et Sénac ont vu la chaleur de la main et de l'haleine provoquer de nouveaux mouvements dans le cœur de l'embryon du poulet. L'eau chaude en déterminait de plus rapides encore, mais qui duraient moins.

Il résultera, en outre, de tout cela une considération capitale : c'est que le calorique est regardé par tous les physiologistes comme le stimulant radical, le stimulant-type de l'économie, et que ce fait donnera à penser que la qualité stimulante est intimement liée, en cet agent, à la propriété d'attirer sur les points où il se manifeste de l'électricité négative, et à en repousser au contraire l'électricité positive.

Toutes ces considérations établissent suffisamment, selon moi, que l'excitant normal, mis physiquement en jeu sur les parois artérielles pendant le mouvement circulatoire, et mis physiquement et chimiquement en jeu sur les parois des capillaires pendant le mou-

(1) *Opera omnia*, tome II, page 589.

vement nutritif, est, à divers titres, un agent de qualité électro-positive.

Ce point de doctrine sera démontré encore par ce que nous allons voir se passer, à la périphérie, dans l'application de corps plus ou moins excitants, dans les phénomènes d'irritation externe déclarée, dans l'exercice de la transpiration, etc., etc.

9° L'application du calorique, ai-je dit, du calorique qui est considéré comme le stimulant-type de l'économie, tend à repousser du fluide positif vers les points opposés au point impressionné, et à attirer au contraire sur celui-ci du fluide négatif. Or, que savons-nous des effets de la chaleur atmosphérique? En excitant le système nerveux périphérique, ou autrement dit le système cérébro-spinal, cette chaleur ne modère-t-elle pas essentiellement l'énergie des actes de la vie végétative, à tel point que la caloricité diminue, d'après les belles expériences de M. Edwards, que l'amaigrissement survient, que les maladies internes, franchement inflammatoires et attaquant les organes les moins animés par le système cérébro-spinal, sont favorablement modifiées, etc.? Que savons-nous, au contraire, des effets du froid atmosphérique qui est le sédatif par excellence? N'augmente-t-il pas l'énergie végétative et la faculté de produire du calorique (Edwards)? ne prépare-t-il pas et ne provoque-t-il pas les inflammations internes, surtout celles des organes les moins doués de l'innervation cérébro-spinale, etc.? Il est donc bien vrai que les actes végétatifs sont essentiellement modifiés quand, au lieu d'électricité négative, de l'électricité positive tend à se porter, sous l'influence du calorique extérieur, des nerfs périphériques sur les nerfs vasculaires.

Dans ce cas, l'excitant périphérique, l'air chaud, et l'excitant interne, le sang, attirant tous deux de leur côté et en sens inverse l'électricité négative de l'appareil nerveux, il en résulte que le sang n'attire plus autant de cette électricité négative qu'il avait l'habitude d'attirer dans l'exécution normale des actes végétatifs, pendant que le corps était renfermé dans une atmosphère à température modérée; il en résulte que si les ganglions nerveux envoyaient vers lui, par pouvoir voliteur, de cette même électricité, ils ne peuvent plus maintenant en avoir suffisamment à envoyer; il en résulte enfin une hyposthénie des fonctions végétatives, par défaut d'antagonisme entre les nerfs et le sang.

Les modifications apportées aux actes végétatifs par la chaleur ou par le froid atmosphériques, nous offrent donc une nouvelle preuve que l'excitant végétatif est électro-positif.

10° Le calorique est, ai-je dit, le type des stimulants, le stimulant radical, comme l'appellent MM. Trousseau et Pidoux; par analogie, n'aurait-on pas raison de penser que les autres agents stimulants, en s'appliquant sur les extrémités nerveuses, n'y produisent les mêmes effets de stimulation qu'en vertu de la même influence électro-positive mise en jeu, soit physiquement, soit le plus souvent chimiquement? Des faits confirmatifs sont à désirer encore sur un grand nombre de points; cependant, d'après ce qui se

passe dans l'acte intime de stimulation, on est positivement en droit de penser que le résultat de cet acte
est la tension électro-négative dans les extrémités
nerveuses stimulées. En effet, l'excitement a pour
résultat d'activer l'action chimique vitale et d'élever
la température des points stimulés, c'est-à-dire,
d'après ce qui a été dit plus haut, d'attirer vers eux
le fluide négatif des molécules et des nerfs qui leur
sont continus, et d'en repousser au contraire le
fluide positif. Ces points deviennent donc, par rapport au reste du système nerveux, des agents impressifs réellement stimulants, envoyant vers celui-ci du
fluide électro-positif, mais envoyant, dans le sens
inverse, du fluide électro-négatif.

11° Ce fait ne pourra pas être mis en doute, s'il est
confirmé par l'expérience; or l'expérience physique
l'appuie : M. Coudret (1), appliquant sur des points
organiques enflammés, ou simplement plus rouges et
plus chauds que dans l'état normal, l'électromoteur
médical de M. Fozembas uni à l'électromètre condensateur de Volta, a toujours reconnu, en ces points,
la condensation de ce fluide électro-négatif que nous
avons vu devoir être attiré par l'impression stimulante.

Bien plus, Bertholon et d'autres médecins-physi-
ciens ont constaté que des cas de migraine, d'engelures, de rhumatisme articulaire, d'érysipèle, etc.,
avaient été guéris au moyen de l'application directe,

(1) *Recherches médico-physiologiques sur l'électricité animale*, Paris, 1837.

sur les points malades, de l'électricité produite par
la machine ordinaire (la machine électro - vitrée).
« Nous connaissons un physicien, dit M. Coudret,
qui va souvent chez M. Pixy, fabricant d'instruments
de physique, pour calmer ses migraines, en tirant
avec son front, son nez et sa langue, un grand nombre d'étincelles de la machine à roue. Il semble donc,
dans ce cas, que la douleur ne se calme que par une
addition d'électricité, au lieu d'une soustraction,
comme nous l'avons avancé ; mais ce n'est là qu'une
erreur. En effet, qu'avons-nous reconnu et constaté
dans nos expériences sur la nature de l'électricité,
habituellement condensée dans nos divers tissus irrités ? Nous avons toujours reconnu que cette électricité était de nature résineuse, ou négative. Or, quelle
est l'électricité cédée aux parties douloureuses ou irritées du corps humain par la machine électrique dont
se sont servis la plupart des auteurs précités, dans
le traitement de la céphalalgie, de la migraine, du
rhumatisme aigu, des engelures, de l'érysipèle, etc.?
Cette électricité est évidemment positive ou vitrée,
c'est-à-dire de nature contraire à celle condensée dans
nos tissus douloureux ou phlogosés. Or, l'opération
qui doit en résulter ne peut donc consister en une
augmentation locale de condensation électrique,
mais bien en une neutralisation directe, graduelle ou
répétée du fluide résineux, probablement condensée
dans les tissus soumis à cette même opération. Ce
phénomène est donc absolument le même que celui
produit par l'action seule des pointes de l'électromoteur médical, qui, par décomposition, cèdent naturellement à la partie malade le fluide opposé à

celui que cette partie renferme. Seulement la première opération est beaucoup plus rapide dans ses effets que la seconde, et par conséquent elle peut avoir des inconvénients auxquels l'autre ne peut jamais exposer. »

Ainsi l'impression irritante qui a pour résultat l'excitation de l'action organique nutritive au sein d'un organe, a en définitive aussi pour résultat, par cette même raison, l'appel du fluide négatif vers le point irrité, et la répulsion du fluide positif vers les points opposés du système nerveux.

13° Il est des impressions de contact qui sont excitantes, telles que celles qui résultent de pressions, de percussions, de frottements, etc. Ici, indépendamment de toute influence calorifique, lumineuse, électrique, etc. des agents impressifs, il y a de produite une action telle, sur les nerfs imbibés de fluide sanguin, que les molécules y sont forcément rapprochées, quelquefois déchirées ; que dès-lors il s'y fait des combinaisons et des décompositions chimiques anormales ou exagérées, relativement aux combinaisons et aux décompositions nutritives normales, et que dès-lors il s'y produit des courants extraordinaires et par conséquent excitateurs. C'est ce qui doit avoir lieu dans les impressions ressortant des actions du toucher (1) et de l'ouïe (2).

______

(1) Ne confondons pas les actions du toucher avec celles du tact, qui ne sont considérées que comme donnant l'appréciation des différences de température.

(2) J'ai déjà dit que l'impression spéciale du nerf acoustique résidait dans la pression vibratoire qui lui était imprimée par les ondes sonores.

14° Quant aux impressions gustatives, olfactives et viscérales, nous les savons tantôt sédatives, tantôt excitantes. Il est remarquable que celles qui proviennent de l'application des acides à dose non caustique sont tempérantes, et que celles qui proviennent des alcalis les plus diffusibles sont excitantes : on sait, en effet, que les acides sont des corps éminemment électro-négatifs, que les alcalis sont des corps éminemment électro-positifs. Mais il ne faudrait pourtant pas toujours demander aux corps impressifs acides ou alcalins des effets certains, au sein des tissus, dans le sens de l'acidité ou de l'alcalinité, dans le sens de la sédation ou de l'excitation. Ces corps, avant d'atteindre ces tissus ou en les atteignant, peuvent réagir chimiquement sur les fluides ou sur ces tissus eux-mêmes, de manière à offrir, dans des combinaisons instantanées, des qualités tout autres que celles qu'ils avaient avant ces combinaisons : c'est ainsi, par exemple, qu'un acide tempérant, rafraîchissant, à dose délayée, devient caustique, irritant, à dose concentrée.

15° Les rapports intimes qui existent entre la lumière et le calorique tendraient à faire penser que le premier de ces deux fluides présente, dans ses conflits impressifs, les mêmes propriétés que le second : cependant comme la lumière offre, en général, moins d'influence altérante physique ou chimique sur la substance des objets, il est extrêmement difficile de démêler des phénomènes électriques dans son action.

Toutefois, d'un côté, l'on sait déjà, d'après Ritter, que dans l'obscurité l'application de l'électricité sur la rétine détermine en celle-ci une manière d'être d'après laquelle l'individu éprouve une sensation de lumière ; et d'un autre côté, l'on sait aussi, d'après le même expérimentateur, que les objets paraissent plus grands, plus brillants et rouges à un œil électrisé positivement, tandis qu'un œil électrisé négativement les voit plus petits, plus confus et bleuâtres. Ce serait donc l'électricité, et notamment l'électricité positive, qui déterminerait les qualités excitantes de la lumière.

Mais une expérience déjà connue en physique et de laquelle l'on doit déduire directement, selon moi, l'état électro-positif du fluide lumineux, est celle-ci : quand deux rubans, l'un noir, l'autre blanc, sont frottés l'un contre l'autre, le noir prend à l'autre l'électricité résineuse, et celui-ci prend à celui-là l'électricité vitrée. Or, tout le monde sait que le fluide lumineux concentre, en combinaison, tous ses rayons dans les corps noirs ; tout le monde sait qu'au contraire nul rayon n'est admis dans les corps blancs. Eh bien ! si tous les rayons concentrés en combinaison dans un corps y font adhérer, après un frottement exercé avec un corps où ils ne sont pas admis, de l'électricité négative, c'est qu'ils sont en masse électro-positifs, tandis que leur non-présence dans le corps blanc en a fait un corps électro-négatif devant attirer l'électricité positive.

16° Le soleil exerce sur le globe terrestre une action attractive. Or, d'après les observations de physique, la surface de la terre est électro-négative : le soleil semblerait donc exercer sur elle une influence électro-positive. Il faut que cette influence soit bien puissante, puisque le centre de la terre étant plus chaud que sa surface devrait au contraire irradier des courants galvaniques ou positifs vers cette dernière, ce qui cependant n'a pas lieu.

C'est que le soleil, en supposant même que sa substance soit identique à celle de la terre qui, d'après la science géognésique, ne serait qu'une émanation de cet astre, c'est que le soleil, dis-je, du moment qu'il est plus chaud et plus lumineux que celle-ci, doit manifester, relativement à elle, de l'électricité positive dont il lui envoie des courants; et sans doute, en vertu de cette influence, attire ce globe lui-même, dès-lors devenu électro-négatif et attractif à son tour.

D'après tout cela, l'influence du soleil agirait, par rapport au système nerveux périphérique des animaux, à la manière de l'influence des agents stimulants : calorique, lumière, etc.; et d'après tout cela, l'état de veille, pendant le jour, serait aussi bien provoqué et entretenu par l'influence attractive électro-positive du soleil, que par celle du calorique, de la lumière et des autres excitants diurnes.

17° J'ai dit précédemment que des faits confirmatifs, relatifs aux propriétés électriques de certains stimulants, étaient encore à désirer : j'ai déjà reconnu l'essence de l'influence des agents atmosphériques ; ce qu'il importait le plus de reconnaître dans cette question, à cause de l'antagonisme fréquent, si ce n'est continu, que ses agents présentent relativement aux impressions sanguines, et à cause des déductions précieuses que l'on peut en tirer. Ce désir ne s'appliquerait donc qu'aux agents stimulants qui agissent accidentellement et ordinairement par la voie des sensations internes. Sur ce sujet bien des études sont encore à faire, toutefois quelques expériences récentes tendent à jeter quelque jour sur la qualité de quelques agents les plus franchement stimulants.

Dans la séance du 9 janvier 1843, M. Ducros a adressé à l'Académie des sciences le détail d'expériences dans lesquelles il a vu l'empoisonnement opéré sur des lapins, des chiens et des cochons d'Inde, par la strychnine et la brucine, être complètement arrêté au moyen d'une machine à électricité négative; tandis que, dans les mêmes circonstances, il a vu l'effet de l'empoisonnement être considérablement hâté au moyen d'une machine à électricité positive.

Ces expériences sont précieuses; outre qu'elles prouvent qu'il y a dans l'économie, sous l'influence d'un agent modificateur, antagonisme à l'égard de tel fluide électrique impressif et attraction à l'égard de tel autre, elles prouvent encore que les corps toxiques en question mettent en jeu dans l'organisme des actions chimiques ou physiques telles, que les nerfs présidant à la contraction animale deviennent impressionnés par de l'électricité positive. Effectivement, les effets de ces corps toxiques sont enrayés par l'application de l'électricité négative, et augmentés au contraire par celle de l'électricité positive.

18° J'ai dit que M. Coudret avait reconnu, au moyen de l'électromoteur médical de M. Fozembas et de l'électromètre condensateur de Volta, que l'électricité dégagée d'une surface enflammée ou seulement plus rouge et plus chaude qu'à l'ordinaire était négative ; mais, malgré de fréquentes tentatives, il n'a jamais pu reconnaître de manifestation électrique dans l'état normal des surfaces. Voici ce que Pfaff (1) a observé au moyen d'autres procédés :

Il a presque toujours trouvé au corps humain de l'électricité libre, qu'il a reconnue comme positive en général, et qui surpasse en intensité celle que produit avec le zinc du cuivre mis en communication avec le sol. Elle s'est montrée plus forte chez les personnes vives, pendant la soirée et après l'usage des boissons spiritueuses.

Ordinairement, selon lui, on ne réussit à la rencontrer qu'avec le secours de l'électromètre; mais elle devient quelquefois si intense qu'elle se manifeste par des crépitations et des étincelles, quand le sujet dépouille ses vêtements, ou passe un peigne dans ses cheveux. Ce phénomène a lieu principalement par un temps serein, sec et froid ; mais il ne se produit pas, à la même époque, chez des individus divers, de sorte qu'il dépend de l'état individuel de la vie. On voit aussi parfois des étincelles jaillir quand on frotte à rebrousse-poil des chiens, des chats, des chevaux, etc. : *tandis que la peau de ces animaux, détachée de leur corps, ne donne lieu aux mêmes effets qu'après un frottement plus ou moins continué.*

(1) Meckel, Deutsches, *Archiv.*, tome III, page 162. — Burdach, *Traité de physiologie*, tome IX; trad. française.

6

Les faits cités par MM. Coudret et Pfaff concordent avec la théorie que j'ai exposée. Dans un cas d'inflammation ou d'irritation, la partie enflammée, irritée, devra décéler l'électricité négative, en raison de l'exagération de l'action nutritive qui, comme on le sait, tend à attirer du fluide négatif dans les extrémités de l'appareil nerveux ganglionnaire; et comme ici il ne pourra y avoir de révulsion exercée par rapport aux extrémités nerveuses cérébro-spinales du point phlogosé, vu qu'elles seront elles-mêmes irritées au contact du travail inflammatoire, il en résultera que ces extrémités seront elles-mêmes chargées d'électricité négative.

Dans les cas où il n'y a pas de point phlogosé dans l'économie, ou bien dans le cas où le point phlogosé ne retentit pas, dans le reste de l'organisme, par l'état fébrile, et se trouve éloigné de la périphérie, l'électricité émanée de celle-ci doit être neutre ou positive, comme l'ont observé MM. Coudret et Pfaff.

19° Le produit de la transpiration cutanée est acide. Un acide devait, en effet, se former ou se porter aux extrémités de l'appareil nerveux, rendues électro-positives par l'influence de l'impression basique du sang sur les extrémités opposées.

20° Il résulte des observations de M. Arago, à Paris, et de Schubler, à Stuttgard, que l'électricité atmosphérique est positive dans les jours sereins, et tantôt positive et tantôt négative dans les jours humides.

M. Becquerel (1) a prouvé que l'électricité atmos-

____

(1) *Loco citato*, tome IV, page 191.

phérique exerce une influence électro-chimique sur
tous les corps organiques. Par elle, la réaction acide
se manifeste à leur surface : « Dans l'état habituel de
l'atmosphère, dit-il, l'électricité qui s'y trouve est
ordinairement positive ; il faut donc que les corps
organisés qui la transmettent à la terre manifestent
à leur surface la réaction acide. »

D'après cela, il semble que l'acidité de la sueur
n'est pas, ainsi que je l'ai établi précédemment, une
preuve convaincante de l'impression basique du sang
sur les extrémités de l'appareil nerveux ganglionnaire ; il semble que normalement l'atmosphère doit
repousser du fluide positif vers les extrémités nerveuses vasculaires, et attirer au contraire du fluide
négatif vers les extrémités périphériques ; il semble
même enfin que, de l'état électro-positif de l'atmosphère, on peut déduire l'état électro-négatif du sang.
Pour savoir à quoi nous en tenir à ce sujet, voyons
ce que sont le sang et l'atmosphère par rapport à
l'appareil nerveux.

Le sang excite d'une certaine manière la partie de
cet appareil, appelée système ganglionnaire ; par
conséquent il attire vers les extrémités vasculaires
de ce système une des deux électricités, l'électricité
négative, par exemple, qui y forme une certaine
tension. Que l'on vienne à considérer maintenant
cette action du sang comme continue, et l'on ne
doutera pas que cette tension ne fasse des progrès,
qu'une grande quantité de l'électricité de ce nom que
contient l'appareil nerveux ne tende à être attirée
sur les extrémités vasculaires en question, et que les

extrémités de l'appareil qui ne sont pas impressionnées
par le sang, telles que les extrémités périphériques,
ne prennent en tension sur elles l'électricité de
nom contraire, l'électricité positive. Si cela est ainsi,
n'est-il pas à craindre que, par l'influence continue
de l'impression physico-chimique du sang, qui tend
à repousser cette dernière espèce d'électricité, cette
électricité ne s'échappe en trop grande abondance de
l'économie, et que dès-lors l'action nutritive, attirant de plus en plus facilement des courants électro-
négatifs, ne s'exagère outre mesure ? Si une pareille
crainte existe quand on suppose, pour seul excitant
général de l'économie, le sang, à plus forte raison
devrait-elle exister si l'atmosphère attirait vers elle
cette même électricité que repousse le sang.

Il fallait donc nécessairement une contre-impres-
sion normale à l'impression du sang, afin que l'équilibre électro-nerveux pût à peu près être maintenu
dans l'économie; il fallait, autrement dit, que l'atmosphère fût ce qu'elle est, d'après les observations de
MM. Arago et Schubler, qu'elle fût électro-positive.

Je le répète, le conducteur général d'électricité,
appelé appareil nerveux, a deux extrémités, l'extrémité végétative et l'extrémité animale. Si l'une est
excitée d'une certaine manière, il faut, pour que
l'influence de cette excitation ne prédomine pas
d'une manière excessive dans l'économie, que l'autre
soit aussi excitée de la même manière, quoique peut-
être à un degré différent. Telle est la raison de l'équilibre vital, ou bien, en d'autres termes, de la *tonicité* générale. Concevez l'atmosphère ordinairement

douée d'une autre électricité que celle dont est doué
le sang, et vous aurez une prédominance extrêmement marquée des actes végétatifs sur les actes animaux.

Cependant, il faut le dire, cette prédominance doit
exister, sans être excessive : car, si elle n'existait pas,
l'impression du sang, alors électro-positive au même
degré que celle de l'atmosphère, ne déterminerait la
formation d'aucun courant au sein de l'appareil
nerveux, et ne pourrait pas faire émaner de son
influence plusieurs actes importants de la vie animale
que je prouverai, dans les chapitres suivants, devoir
en émaner.

Mais on sent que cette prédominance doit avoir
des bornes, et que dès-lors l'atmosphère, sans être
aussi électro-positive que le sang, doit pourtant l'être
assez, en général, pour qu'il ne résulte pas de son
impression une hyposthénie réelle de l'appareil de
la vie de relation, si utile à l'accomplissement même
des actes végétatifs, et notamment pour que le fluide
électro-positif, que nous verrons bientôt nécessaire
à l'accomplissement de la volition animale, ne s'é-
chappe pas avec trop de facilité de l'économie par
la voie de l'impression périphérique en question.

L'atmosphère ne doit donc être qu'un modérateur
de l'activité ganglionnaire, sans en être le sédatif
absolu, et doit dès-lors être légèrement électro-positive, soit d'après sa polarité électrique propre, soit
d'après l'influence des autres agents qui peuvent entrer dans sa constitution, tels que le calorique atmosphérique, la lumière, etc.

Du reste, il ne serait pas besoin de l'influence de l'atmosphère pour la production de l'excitation végétative ; le sang a les éléments nécessaires pour remplir cette mission : tandis qu'il faut, au contraire, d'un côté, un excitant spécial et à peu près permanent du système cérébro-spinal ; et, d'un autre côté, il faut dans l'économie ou hors de l'économie un modérateur de l'activité ganglionnaire, comme il existe un modérateur de l'activité animale, savoir, le fluide sanguin : *sanguis moderator nervorum.*

D'après ce qui vient d'être dit, on doit voir que la sueur est acide pour deux raisons, et parce que le sang est électro-positif, et parce que l'atmosphère est d'ordinaire électro-positive : le premier tendant à repousser, vers les nerfs périphériques, du fluide positif qui attire l'acide ; la seconde, attirant directement cet acide.

On doit voir aussi comment il se fait, d'après Pfaff, qu'il se dégage ordinairement du fluide positif de la périphérie, quand même l'air ambiant soit lui-même électro-positif et tende à en faire dégager du fluide négatif. Je le répète, cela vient de ce que l'influence électrique de l'excitant, air ambiant, n'est pas normalement aussi puissante que l'influence électrique de l'excitant sanguin. Cela devait être, j'ai dit pourquoi, et ce sera encore mieux démontré plus tard.

Dans les pays habituellement humides, l'électricité atmosphérique est quelquefois négative. Il serait intéressant de savoir si, dans ces pays, l'état végétatif assez prononcé, coïncidant chez les individus avec une certaine paresse des actes impressifs et volitifs de

la vie animale, ne serait pas en partie dû à cette
cause. Il serait intéressant de savoir si, dans certains
temps humides, l'état d'accablement des facultés animales, apparaissant souvent alors en même temps
qu'une certaine excitation presque fébrile de la vie végétative, ne pourrait pas être attribué aussi à la tension
électro-négative de l'atmosphère. Les considérations
auxquelles nous venons de nous livrer tendraient à
le faire penser.

Quoi qu'il en soit, on doit considérer l'impression
habituelle de l'atmosphère comme devenant une
impression tonique, en ce sens qu'étant électro-positive elle modère l'action végétative, tout en maintenant une certaine excitabilité au sein du système
nerveux de la vie animale.

Quelquefois, il est vrai, cette atmosphère devient
franchement excitante, et, par exemple, lorsqu'elle
s'échauffe ; et alors, comme je l'ai démontré plus
haut, les actes nutritifs sont en souffrance, tandis
que tout dénote la stimulation de l'appareil cérébro-
spinal. En ce cas, le courant thermo-électrique dirigé
de ce dernier appareil à l'autre, tend à l'emporter en
influence sur le courant thermo-électrique habituel
qui va de celui-ci à celui-là.

D'autres fois, au contraire, l'atmosphère devient
évidemment sédative, et, par exemple, quand elle se
refroidit ; mais alors, par une raison inverse à la précédente, elle tend à faire prédominer la vitalité de l'appareil nerveux végétatif.

Des considérations qui viennent d'être exposées
relativement à l'état habituel électro-positif de l'at-

mosphère, je dois conclure que l'agent impressif végétatif est électro-positif aussi.

Il est clair que ce qui vient d'être dit sur l'influence de l'électricité positive habituelle de l'air atmosphérique est absolument applicable à la qualité des autres *circumfusa* stimulants dont il a été déjà question, tendant à produire la tension électro-négative à la périphérie, et la tension électro-positive dans l'appareil nerveux vasculaire, c'est-à-dire à la qualité du calorique atmosphérique, de la lumière, de l'influence solaire, du bruit, etc., etc. : de sorte qu'il faut considérer, en général, les *circumfusa* stimulants comme les agents modérateurs de l'influence du sang, et considérer dès-lors deux sortes d'éléments impressifs, sang et *circumfusa* stimulants, comme fondant par le concours de leurs influences respectives l'essence de la tonicité.

Mais il faut considérer aussi qu'en certaines circonstances, par exemple, à certains moments du jour, en certaines saisons, en certains climats, etc., le modérateur externe aura plus ou moins d'intensité, et que de là pourra résulter, d'un côté, plus ou moins d'excitation nerveuse cérébro-spinale, et d'un autre côté, moins ou plus d'activité de l'influence sanguine, et moins ou plus d'énergie vitale du système nerveux ganglionnaire, et enfin des modifications diverses tendant souvent à la perte morbide de l'équilibre vital, c'est-à-dire à la maladie.

Enfin, il faut considérer qu'habituellement l'impression externe doit avoir des qualités moins électro-positives que l'impression interne, sous peine de voir celle-ci, si constamment indispensable, sans résultat fonctionnel. Il est en effet remarquable que le sang est alcalin, qu'il est plus chaud que l'atmosphère, et que son impression, surtout de qualité chimique, est plus constante, plus étendue, et par conséquent, en somme, plus puissante, comme impression excitante, que l'impression périphérique.

21° M. Marianini a expérimenté que, lorsque l'on met en communication chacune des mains avec l'un des pôles d'une pile, on éprouve toujours une commotion plus forte dans le bras qui est en contact avec le pôle positif que dans l'autre.

Grapen Giesser, adaptant aux deux conduits auditifs les deux conducteurs d'une batterie, a vu le conducteur électro-positif exciter un fort ébranlement avec bourdonnement dans l'oreille à laquelle il correspondait, tandis que l'autre provoquait une douleur pongitive. Plaçant le conducteur positif dans le nez et le négatif dans une main mouillée, il a éprouvé dans le nez une douleur incisive insupportable et une forte envie d'éternuer : agissant d'une manière inverse, la douleur du nez n'était que pongitive. Enfin, le conducteur positif excite aussi, selon le même savant, sur les organes de la vue et du goût des irritations plus fortes que le conducteur négatif.

Il est des observations de Ritter qui confirment les précédentes. D'après lui, l'électricité du pôle positif augmente les forces vitales, celle du pôle négatif les diminue. Le premier tuméfie les parties, le second les déprime. Le pouls de la main, tenu quelques minutes en contact avec le pôle positif, est fortifié ; tandis

qu'il est affaibli, s'il est en contact avec le pôle négatif. Dans le premier cas, on éprouve une sensation
de chaleur, et dans le second, une sensation de froid.
Enfin, le même expérimentateur a observé, nous
l'avons déjà dit, que les objets paraissent plus grands,
plus brillants et rouges à un œil électrisé positivement qu'à l'œil électrisé négativement, qui voit ces
objets plus petits, moins distincs et bleuâtres.

Il résulte de ces faits que la qualité excitante est
prédominante dans le fluide positif ; que même l'application modérée de l'électricité négative devient
sédative, puisqu'elle peut donner lieu à une sensation de froid, diminuer les forces vitales, affaiblir
l'action des sens, etc.

22° Quelle que soit la nature du fluide électrique
stimulant, la loi de balancement entre les deux appareils nerveux, loi que, d'après les faits, nous avons
reconnue plus haut, implique l'admission de cette
assertion : que le fluide stimulant externe ou impressionnant l'appareil nerveux de la vie animale, et le
fluide stimulant interne ou qui impressionne l'appareil nerveux de la vie végétative, sont, en général, de
même nature.

Je ne prétends pas pour cela que, portée, dans
l'impression, à un certain degré, toute espèce de
fluide impressif ne doive exercer une action excitante :
tout courant trop rapide, tout effet calorificateur exagéré, tout conflit chimique anormal, toute altération
organique, résultats de l'action exagérée de l'un ou
de l'autre des deux fluides électriques, doivent certainement en venir là ; et voilà pourquoi certains médi-

caments, certains corps, qui sont narcotiques, sédatifs, etc., à une faible dose, sont souvent stimulants,
étant appliqués en forte quantité. Mais, je le répète,
en d'autres termes, si cet aphorisme d'Hippocrate :
*Duobus doloribus simul existentibus, vehementior obs-
curat alterum*, est généralement vrai, il faut certainement que l'irritation la plus intense, pour faire
taire la plus faible, attire de son côté le fluide nerveux qui allait servir à l'entretien de la seconde ; ou,
en d'autres termes, que les deux agents d'irritation
aient la même tendance électrique. Or j'ai dû penser,
comme on l'a vu, que les extrémités nerveuses de
l'appareil végétatif étaient électrisées négativement,
d'abord en vertu de l'influence des excitants impressifs électro-positifs internes, tels que le contact du
sang artériel, son calorique, son action chimique
nutritive, etc., et ensuite parce que les actes auxquels
elles président se trouvent précisément contrariés
par l'application, à la périphérie, d'excitants de la
même valeur que les excitants internes, tels, par
exemple, que le calorique atmosphérique.

Je dois conclure de toutes les considérations auxquelles je viens de me livrer, qu'en général les excitants sont de nature électro-positive ou tendent à
faire développer un point d'excitation électro-positif,
et que notamment le sang ou l'excitant interne est
électro-positif ; comme aussi je dois conclure que la
sédation résulte de l'impression électro-négative ou
moins électro-positive que l'impression normale
excitante.

Ainsi, si, comme j'en établis le théorème, l'électricité négative est celle qui s'isole d'ordinaire sur les extrémités des nerfs impressionnées par des agents stimulants, de l'électricité positive tendra à se porter, par répulsion, vers les autres extrémités, les extrémités non impressionnées du conducteur général. Mais, en route, elle rencontrera des points d'arrêt, des points imparfaits conducteurs. Eh bien ! il arrivera que cette électricité positive s'arrêtera, d'abord, en état de tension avant le premier point, puis, que celui-ci, continuant à être influencé, la laissera passer, pendant qu'il cèdera lui-même de l'électricité négative à l'influence de l'impression ; et enfin il arrivera que, si le système de répulsion à l'égard de l'électricité positive continue dans l'appareil, l'électricité du premier point d'arrêt et puis des suivants deviendra de plus en plus négative, pendant que l'électricité positive tendra à gagner les nerfs opposés aux nerfs primitivement impressionnés, où son émission de la périphérie pourra pourtant être plus ou moins bien contrariée par des influences externes plus ou moins électro-positives, plus ou moins stimulantes. L'inverse aura lieu, on le sent bien, à l'égard de l'impression sédative.

Si je m'étais trompé dans ma manière d'opérer ; si, malgré les démonstrations données relativement au rôle que j'assigne aux deux fluides, l'influx, isolé sur les extrémités nerveuses dans l'excitation, se trouvait être du fluide positif et non du fluide négatif, les conséquences seraient relativement les mêmes dans

les modifications apportées aux centres et aux autres
nerfs ; il n'y aurait que le nom des fluides à chan-
ger : le raisonnement resterait identique.

Mais nous devons répéter, à ce sujet, qu'incontestablement, avec un sang normal, l'électricité
produit de l'action chimique vasculaire est constamment de même nature, constamment négative
ou constamment positive ; et nous devons nous rappeler que si un agent impressif périphérique a des
qualités stimulantes, et s'il a le pouvoir d'exercer
une révulsion par rapport aux impressions vasculaires en question, il doit, de toute évidence, présenter les mêmes tendances électriques que l'excitant
vasculaire, ou que du moins son action doit consister à modifier l'action chimique vitale au sein du
système qu'il impressionne, de manière à faire déterminer à cette action chimique des impressions ayant
finalement ces tendances électriques.

CHAPITRE VI.

Du sommeil et de la veille.

En considérant, dans la théorie exposée, le résultat des impressions végétatives, d'une part, nous avons vu que ces impressions, qui, d'après les preuves données, sont électro-positives, tendent en définitive à lancer un courant électro-positif des extrémités vasculaires aux extrémités périphériques, et à attirer au contraire vers celles-là le fluide électro-négatif de celles-ci ; d'autre part, nous avons conçu le phénomène inverse d'après des impressions électro-positives s'exerçant à la périphérie. Il s'agit donc, pour le premier cas, d'un courant galvanique se dirigeant des extrémités nerveuses vasculaires aux extrémités nerveuses périphériques. Eh bien ! étudions ce courant dans sa marche.

En route, il rencontre divers points d'arrêt, divers ganglions ; comme il est incessant, il finit par saturer les premiers qu'il rencontre , puis il les franchit , et enfin il arrive au ganglion cérébro-spinal , qui semble constitué par la substance grise céphalo-rachidienne. Ce ganglion , ou, si l'on veut, tout l'axe cérébro-spinal, est le siége d'un principe qui , d'après ses facultés de volonté et de volition , a le pouvoir de retenir jusqu'à un certain point et de diriger à sa guise le fluide qu'il contient. Le courant galvanique , au lieu de s'échapper immédiatement par les nerfs dits de la vie animale , ira donc former un état de tension électro-positive dans l'axe cérébro-spinal, pendant que le fluide électro-négatif continuera à être attiré par les impressions vasculaires.

Là, dans l'axe cérébro-spinal, dans ce centre où siége le principe voulant et volitant, le fluide accumulé sera, on le sent bien , d'après les ordres de la volonté , ménagé de manière à suffire aux actes volitifs nécessaires à l'individu, de manière même à n'aller que jusqu'à un certain point au-devant de certaines excitations périphériques (1).

Mais il ne faudrait pas croire que le centre céphalo-rachidien soit tout-à-fait libre de garder l'influx dont nous venons de le voir pénétré. La tension électrique opérée provoque dans le centre le besoin de le dépenser, et il lui sera difficile de ne pas le dépenser

____

(1) On distingue bien , en physiologie, les actes *regarder*, *flairer*, *savourer*, *écouter*, etc., de ce qui constitue simplement le *voir*, le *sentir* (par le goût, par l'odorat), l'*entendre*, etc. C'est sur le plus ou le moins d'attention que l'individu prête aux diverses impressions qu'est basée cette distinction.

si elle est assez prononcée ; car, outre que cette
tension ou le besoin de la dépenser provoqueront
une certaine sensation dans l'individu, sensation
telle que par elle il acquerra la conscience de lui-
même s'il l'avait auparavant perdue par le sommeil,
et outre que cette sensation lui donnera dès-lors
la faculté de sentir certaines impressions périphériques ou internes, elle provoquera nécessairement
encore en lui le besoin et la volonté de réagir contre
ces impressions.

Ainsi le centre cérébro-spinal, devenu sensible
par la surcharge et se sentant surchargé, est obligé,
à un certain degré de surcharge, de repousser l'influx qui la forme, et il le repousse par les actes
de la vie animale, notamment par l'acte de volition ; et l'influx, qui de l'appareil nerveux ganglionnaire s'était porté dans l'appareil céphalo-rachidien,
trouve dès-lors dans la volition une clef qui le met
à même de s'échapper d'après ses tendances répulsives.

D'un côté, cet influx est envoyé vers les muscles où, depuis les expériences de Galvani, l'on sait
qu'il peut présider aux actes contractiles ; et de là,
sans doute, une partie en revient à l'axe cérébro-
spinal, s'il est vrai que les nerfs se terminent, dans
les muscles, ou par un réseau, ainsi que l'a vu
Schwann, ou par des anses, ainsi que l'ont vu
MM. Prévost et Dumas, Edwards et autres : mais
comme le névrilème, quoique imparfait conducteur,
n'est pas un conducteur absolument mauvais, ainsi
que je le ferai voir plus tard, une autre partie peut

aller se combiner avec l'électricité des muscles qui, en effet, d'après les expériences physiques, sont électro-négatifs par rapport aux nerfs, et de là peut de nouveau se combiner avec le sang dans l'acte nutritif propre au système musculaire (1).

D'un autre côté, le même influx peut être attiré par certaines impressions périphériques électro-négatives, et aller même quelquefois au-devant d'elles, par suite de la faculté d'attention dont est doué le principe animal ; laquelle faculté met l'influx en mouvement vers les nerfs des muscles qui mettent les sens en tension, et le met peut-être aussi en mouvement vers les nerfs purement sensitifs.

Tant que le principe animal a conscience de lui-même, ou, autrement dit, sent sa surcharge électro-positive, il opère des actes volitifs plus ou moins prononcés, plus ou moins susceptibles d'être suivis de contractions musculaires (2); mais il arrive un moment où, d'après la succession des volitions, l'appareil de la vie animale a dépensé tout l'influx qui s'était accumulé en lui. Alors, faute d'influx, plus d'aptitude pour les mouvements ; faute de cette apti-

(1) Hippocrate définissait la vie par un cercle.

(2) En pensée, nous parlons, nous voyons, nous goûtons, nous entendons, etc. En pareil cas les sens et les muscles qui leur correspondent n'agissent pas physiquement, mais nous sentons que la pensée reportée vers eux y exerce une certaine tension, ou autrement dit, les influence par de légers courants nerveux sans résultats motiles physiques. Ainsi, l'idée d'une chose nous rappelle le mot: et ce mot, nous le prononçons tacitement.

7

tude, plus de tension musculaire vers les impressions; faute de cette tension, plus de sensations d'impression; faute de sensations, plus de conscience de soi; faute de conscience de soi, plus de puissance de réaction.

D'autre part, sans doute, les nerfs cérébro-spinaux qui sont les plus délicats des nerfs (1), et qui avaient été soumis à des courants prolongés, ont, par cela même, perdu leur aptitude à la transmission (2); et il en est peut-être de même des nerfs qui font communiquer les ganglions avec l'axe cérébro-spinal ; car il est notable qu'à mesure que les nerfs de l'appareil ganglionnaire se rapprochent de l'axe céphalo-rachidien, ils prennent l'aspect des nerfs de la vie animale.

Quand le centre animal a perdu son influx de surcharge, son électricité tend ou arrive à l'état neutre, et il est à croire qu'elle passerait à l'état négatif si la veille, c'est-à-dire la succession des actes volitifs volontaires, ne cessait avec l'aptitude à la sensation. On conçoit cependant que, malgré l'état de sommeil, de vives impressions électro-négatives puissent, en lui soustrayant encore du fluide positif, rendre le sommeil beaucoup plus profond. Une im-

______

(1) Bichat a observé que la décomposition cadavérique atteignait plus vite les nerfs de la vie animale que ceux de la vie nutritive.

(2) Sur le cadavre, comme sur l'animal vivant, les nerfs deviennent promptement inhabiles à la transmission des courants électriques. Ils reprennent leur aptitude par le repos.

pression excessive et prolongée de froid, qui, d'après
ce qui a été exposé plus haut, a pour qualité d'attirer
du fluide positif, produit précisément cet effet. Enfin,
l'arrivée de la nuit, avec laquelle cessent une foule
d'excitations telles que celles qui proviennent du calorique atmosphérique, du rapprochement du soleil,
de la lumière, du bruit, etc., etc., l'arrivée de la nuit,
dis-je, est évidemment une des causes les plus puissantes de l'invasion du sommeil, et il est remarquable
encore que généralement le sommeil se maintient
tant que dure cette période.

Dans le silence des impressions périphériques,
quelle que soit la cause de ce silence, les impressions
internes prennent seules part à l'action vitale. Pendant le sommeil, leur influence reconstitue donc
par degrés, dans l'appareil cérébro-spinal, la tension
du fluide positif qui s'en était échappé pendant la
veille; et c'est par cette reconstitution que revient
l'aptitude aux volitions, aux sensations, etc., la veille
enfin.

Mais on sent que les impressions qui auront aussi du
pouvoir sur le centre pour ramener la veille, seront
les impressions externes qui pourront faire augmenter encore la tension électro-positive de l'appareil
central : telles sont, ai-je dit, la plupart des impressions excitantes périphériques. Eh bien ! avec le retour du jour, ces impressions se renouvellent, hâtent
évidemment la fin du sommeil et l'invasion de la
veille; et nous avons à citer, parmi les éléments
excitants qui se représentent, le calorique, le rappro
chement du soleil, la lumière, le bruit, etc., etc.

Ainsi, les excitations tant périphériques qu'internes ont, comme on vient de le voir, un même pouvoir sur le rappel de l'influx d'aptitude animale : mais les excitations périphériques n'auront pas un pouvoir aussi durable pour le maintien de la veille, parce qu'elles nuisent essentiellement à l'exercice des impressions végétatives reconstitutives, en attirant loin de celles-ci du fluide négatif; parce que l'attention qui leur est portée exige, de la part du centre animal, des actes voliteurs, c'est-à-dire disséminateurs de l'influx d'aptitude qu'elles tendraient à y introduire, et parce qu'elles épuisent rapidement la transmissibilité de l'espèce de nerfs qui leur correspond (1). Voilà évidemment pourquoi, dans les pays chauds, le besoin de sommeil se représente si fréquemment.

Le sommeil est donc le résultat de la perte d'influx d'aptitude ou du fluide positif, faite, dans l'état de veille, par le centre cérébro-spinal, ainsi que par les ganglions qui, dans le même état de veille, avaient été obligés d'envoyer dans ce centre beaucoup de cet influx, attiré qu'il avait été par les tendances de plus en plus électro-négatives de ce centre, à mesure qu'il faisait des déperditions de fluide positif. C'est un état d'attente pour que l'influx, qui doit rendre au principe sentant la conscience du *moi*, se soit reconstitué en dépôt dans l'axe cérébro-spinal. Lors de l'invasion du sommeil, en effet, les actes

(1) Je ferai voir plus bas d'après quel phénomène physique peut provenir, dans les nerfs, l'épuisement de leur faculté de transmission.

nutritifs ont repris plus de vigueur : dès-lors les ganglions peuvent satisfaire leur capacité d'influx, et puis, par degrés, en pousser des quantités surabondantes dans le centre sensitif, lui-même soumis aux actes nutritifs. Il est bien entendu, d'après cela, que cette reconstitution se fera d'abord d'après ces derniers actes, et puis aux dépens des cordons nerveux de la vie organique qui le livreront à l'axe cérébro-spinal.

Il est clair que le *moi sentant* sentira mieux quand, d'après la théorie électrique que j'ai exposée, il sera excité, dans le point où il siége, par une plus forte tension d'influx d'aptitude. Cela est si vrai, que le premier sommeil est toujours le plus profond, et que la moindre impression trouble celui du matin.

D'après tout ce qui a été dit, il ne faut pas se représenter le sommeil par un état absolument passif. Un acte important s'opère dans cet état : il consiste dans une concentration de l'influx nerveux, ou d'aptitude, lentement opérée et maintenue, par l'influence des impressions nutritives, probablement dans toute la substance grise de l'appareil nerveux général, jusqu'à ce que l'état de tension de cet influx, dans le grand centre commun, rende au principe immatériel qui y siége sa conscience et sa virtualité.

La veille serait donc une manifestation de la vie animale, que le sommeil aurait préparée. Elle serait constituée, en action, par le mouvement expansif de l'influx qui s'était concentré dans le ganglion cérébro-spinal pendant la période de sommeil. Ce mou-

vement expansif se ferait et par le moyen de la volition qui, selon les besoins de la vie de relation,
enverrait l'influx dans les nerfs qui président à la
contractilité, et par le moyen de certaines impressions qui attireraient le même fluide aux extrémités
nerveuses avec lesquelles se mettent en rapport les
influences extérieures.

Il semble que ce mouvement expansif ne devrait
pas se faire, tant que la capacité du réservoir cérébro-
spinal n'est pas satisfaite. En effet, quand l'individu
ne se réveille que d'après la stimulation qui résulte,
après un certain temps de sommeil, d'impressions
externes modérées, on a lieu de penser que le réveil
n'arrive que d'après l'état de plénitude du réservoir.
Mais on conçoit que, dans d'autres circonstances, le
réveil puisse s'effectuer, sous l'exercice d'impressions externes vives, avant même que l'état de sura-
bondance ait lieu dans le réservoir.

Il semble que, l'impression une fois terminée, le
sommeil devrait immédiatement après se repro-
duire : ce n'est cependant pas ce qui a toujours lieu.
Le principe intelligent, se sentant en éveil, peut
profiter de l'influx qui s'était déposé dans les centres
pendant la période de sommeil, peut en attirer de
nouvelles quantités au moyen d'impressions excitantes périphériques, et peut enfin, après, en exerçant de nouveaux actes de veille, épuiser cet influx ;
ce qui donne lieu à un second temps de sommeil.

On voit en tout ceci que, *si l'aptitude du principe
animal a pour condition la tension électro-positive du*

centre cérébro-spinal, la volition a pour essence l'envoi de ce fluide dans les nerfs qui vont animer les contractions musculaires de la vie animale.

J'ai tâché de dévoiler le secret de l'intermittence des fonctions du système cérébro-spinal; c'est encouragé par les faits ressortant des phénomènes physiques que j'avance cette théorie. Comme corollaire des idées précédemment exprimées relativement à la nature de l'action nerveuse et relativement à l'unité du système nerveux, elle peut, ce me semble, bien mieux satisfaire l'esprit que tout ce qui a été dit jusqu'ici sur ce sujet.

On a pu voir, dans l'exposition de la théorie du sommeil et de la veille, telle que je viens de l'exposer, combien les actes végétatifs avaient d'influence sur les actes animaux qui, en effet, ne reçoivent à peu près leur influx d'aptitude qu'en conséquence des impressions internes. L'insomnie et l'ataxie, résultant d'un état plus ou moins prolongé de fièvre, c'est-à-dire d'excitation morbide des actes végétatifs, en sont une preuve palpable.

Ainsi, dans l'état sain, l'énergie tonique des impressions internes est éminemment apte à la régularité des exercices de la vie animale. De là, on le sent bien, les forces animales, sous le rapport des facultés d'intelligence réflective et des facultés de motilité, seront considérables chez les individus toniquement nourris; ce qui se fait remarquer chez les habitants du Nord, où la vie nutritive est en hypersthénie d'action sous les influences sédatives périphériques. Mais il est à observer que chez ces individus les actes impressifs périphériques s'exécuteront en général moins bien; et cela, parce que les nerfs périphériques, en rapport direct avec les impressions sédatives ou électro-négatives externes, finissent par altérer leur faculté propre de nutrition, en dirigeant presque tout le fluide négatif périphérique du côté des impressions internes. De là, la sensibilité sera chez eux plus obtuse, et plus obtuses seront aussi les facultés d'imagination et les facultés passionnelles, si intimement liées au jeu des impressions externes.

Au contraire, d'après les principes exposés, les individus les moins bien nourris ou habituellement excités périphériquement, tels que les hommes du Midi, auront plus de sensibilité que d'activité, plus d'imagination que d'aptitude réflective, et plus d'énergie que de force réelle.

Ces faits rentrent fort bien dans les théories produites plus haut, et peuvent même leur servir de puissant appui.

CHAPITRE VII.

*De la volition et de la contraction involontaires dans
la vie de relation.*

J'ai fait voir que les effets de contraction des muscles de la vie animale étaient dus à l'envoi vers les
nerfs de ces muscles de courants électro-positifs qui
s'étaient momentanément ralentis ou arrêtés dans
l'axe cérébro-spinal, pour y constituer une certaine tension électrique. Il n'est pas étonnant, en
effet, que le fluide positif soit le plus apte à produire
la contraction, s'il a une puissance dynamique telle,
que dans les circuits galvaniques on regarde le courant comme se dirigeant toujours du pôle positif au
pôle négatif, et si les muscles sont électro-négatifs
par rapport aux nerfs, ainsi que cela a été démontré
en physique.

Ainsi il doit rester établi que, si certaines impressions, et notamment les impressions les plus

constantes et les plus fréquentes, ont la faculté de faire pénétrer du fluide électro-positif dans l'axe cérébro-spinal, cet axe, d'après la faculté de volonté et d'après les facultés d'attention aux impressions et de volition que nous connaissons au principe qui y réside, peut s'en débarrasser par la voie des conducteurs nerveux qui lui sont annexés. La volonté en prendra la détermination, et la volition et l'attention aux impressions seront les actes complémentaires de cette détermination.

Mais tous les actes impressifs, tous les actes volitifs ne sont pas volontaires. Des impressions ont lieu, quoique l'attention ne s'en empare pas pour en faire des sensations : ce sont surtout les impressions constantes et normales, ou bien les impressions faibles ; d'autres impressions sont tellement vives qu'elles surprennent l'individu et réveillent, malgré lui ou inopinément, sa faculté d'attention une fois qu'elles ont eu lieu. En ces divers cas, l'introduction d'influx dans l'axe cérébro-spinal a lieu ou à l'insu de l'individu, ou malgré sa volonté.

Il est remarquable aussi qu'il est des volitions cérébro-spinales involontaires ; car il est des phénomènes de contractilité, dite animale, qui continuent à s'exécuter pendant le sommeil : tels sont les actes musculaires de la respiration, les mouvements ondulatoires du tube digestif (1), et autres phénomènes de contraction involontaire qui sont sous l'influence

(1) M. Brachet a prouvé que ces mouvements ondulatoires étaient dus à l'innervation cérébro-spinale.

des nerfs qui émanent de l'appareil de la vie animale.

D'après tout cela, l'axe cérébro-spinal ne serait jamais totalement dépourvu de son influx d'aptitude, c'est-à-dire de fluide positif; et je ne pense pas que ces actes s'exercent en dehors de l'influence de ce fluide en tension dans cet axe, quoique le principe animal n'en ait pas toujours la conscience. Cette assertion, je l'appuie sur ce que, même alors que l'individu est endormi, c'est-à-dire sans conscience de lui-même, on ne peut refuser à son état de sommeil plus ou moins de profondeur, en d'autres termes, moins ou plus d'influence sur les actes involontaires en question, pourtant opérés sous la direction de nerfs émanant de l'axe céphalo-rachidien. Ainsi, pour ne citer qu'un exemple, si la sédation de la vie animale est extrême à la suite d'une impression périphérique de froid excessif, et est cause que tout l'influx d'aptitude tende progressivement à s'échapper du ganglion cérébro-spinal, attiré qu'il doit être par l'impression périphérique sédative, le principe animal devient de plus en plus insensible, et de plus en plus aussi, malgré le besoin urgent de respirer que provoque la détresse de la caloricité, on voit s'entraver le mécanisme de la respiration. Cela se voit dans le progrès de l'engourdissement chez les animaux hibernants.

Il y aurait donc toujours dans le ganglion cérébro-spinal, pendant le sommeil, une certaine quantité d'influx suffisante, sinon à lui ranimer sa sensibilité, du moins à lui faire opérer *machinalement* certains actes qu'il a l'habitude de produire ou qu'il serait dangereux qu'il ne produisît pas. Qu'on ne se récrie pas contre ce mot : *machinalement* ; une fois que, pendant la veille, la volonté a commandé à l'individu de marcher, l'individu marche, et puis il se livre à d'autres exercices sans cesser de marcher et sans faire attention qu'il marche ; quelquefois même il peut s'endormir, tout en continuant à marcher. Certes, il peut en être de même des mouvements du mécanisme de la respiration, qui, du reste, sont sollicités par des impressions réelles, telles que celles qui résultent du besoin de l'hématose : et qu'on le remarque, ces impressions sont tellement puissantes qu'elles peuvent, par leur influence, provoquer le réveil, empêcher l'invasion du sommeil, etc. Voici des faits qui le prouvent :

D'une part, les asthmatiques ne goûtent que fort peu de sommeil.

D'autre part, dans la dernière période de l'engourdissement par le froid, alors que la respiration va faillir, l'individu péniblement impressionné par la détresse de l'hématose et de la caloricité se réveille subitement, ainsi que l'a fait observer M. Edwards, pour s'endormir de nouveau, une fois qu'il a pu assez vivement ranimer le mouvement respiratoire, afin de réparer une partie des pertes éprouvées.

Il est clair cependant que si l'influx est trop abondamment retiré du ganglion cérébro-spinal, et si, d'un autre côté, les actes nutritifs propres à l'appareil de la vie animale sont eux-mêmes enrayés par la sédation, les nerfs animateurs du mécanisme respiratoire seront trop dépourvus d'influx et deviendront absolument inhabiles à l'accomplissement de leurs actes spéciaux.

Toutefois on ne doit pas croire que, pendant la vie, la perte de l'influx d'aptitude de la part du ganglion cérébro-spinal soit jamais absolue. Constamment il s'effectue en lui ses actes nutritifs propres, et l'on ne saurait contester à ces actes, que M. Bachoué de Vialer a regardés comme la source de l'électricité nerveuse, le pouvoir d'y provoquer la production d'une assez grande quantité d'influx pour suffire à quelques volitions, au moins à celles qui sont les plus essentielles à la vie ; tandis que, d'un autre côté, le travail incessant des actes nutritifs opérés au contact des extrémités nerveuses ganglionnaires envoie incessamment du fluide électro-positif vers la masse cérébro-spinale.

En résumé, si le sommeil, comme du reste le prouvent les rêves, a divers degrés de profondeur, et si, à mesure qu'il devient plus profond, il fait ralentir les mouvements involontaires, même les plus essentiels à la vie, auxquels président des nerfs céphalo-rachidiens, c'est bien à la perte du fluide positif qui fait défaut au centre nerveux pendant le sommeil qu'il faut attribuer le ralentissement et quelquefois l'arrêt de ces mouvements, et c'est bien, par conséquent, à la présence et à la prédominance de ce même fluide dans l'appareil céphalo-rachidien qu'il faut attribuer leur mise en jeu.

CHAPITRE VIII.

De la volition et de la contraction dans la vie
de nutrition.

Peut-on admettre que, dans la contraction des
tissus contractiles de la vie organique, ce soit le fluide
électro-positif qui, comme dans la contraction des
muscles de la vie animale, préside au mouvement
contractile? Le fluide électro-négatif attiré par chaque
impression ne servirait-il pas en même temps à la
contraction, là surtout où les effets de contraction
ne sont pas tellement considérables et étendus que
le résultat de l'attraction ne puisse pas rendre compte
des mouvements produits?

Mon opinion est que le fluide négatif préside à
certains de ces mouvements. Ce fluide, quoique peut-
être moins apte que le fluide positif à produire les
phénomènes de contraction, à cause de sa moindre
force d'impulsion, peut bien cependant les produire,

puisque dans les expériences galvaniques la contraction s'effectue encore après que l'on a interverti les pôles, et que les nerfs, d'armés positivement qu'ils étaient, sont armés négativement ; et alors, d'après cette opinion, d'un côté le fluide nervoso-positif s'échappant, en courant galvanique, des surfaces vasculaires, irait, après avoir traversé les ganglions, présider à certaines contractions de la vie organique et notamment à celles de ces contractions qui sont musculaires, lesquelles, en raison de l'ampleur des mouvements musculaires, exigent l'application d'un fluide plus impulsif ; tandis que, d'un autre côté, le fluide nervoso-négatif, attiré par les impressions internes, irait en même temps présider à la contraction des parois vasculaires et à la contraction moléculaire.

Il fallait, en effet, dès l'instant que le sang est électro-positif, que ce fût le fluide négatif qui présidât à la contraction vasculaire ; car, si cette contraction devait s'opérer d'après l'excitement de l'impression et à mesure que se fait cette impression, comment, avec des parois aussi minces que le sont, par exemple, les parois des capillaires, une certaine quantité de fluide positif pourrait-elle, par le moyen d'autres filets nerveux que les filets d'impression, revenir sur les mêmes parois sans en être empêchée par l'influence répulsive d'un sang doué de cette même électricité ?

Mais on sent qu'on ne saurait admettre que l'influence du fluide directement attiré ait à animer tous les mouvements contractiles de la vie organique.

De même qu'il est des cordons nerveux qui, partant du centre céphalo-rachidien, vont spécialement exciter la contraction animale; de même, il est sûr qu'il y a des filets nerveux qui, partant des ganglions, et par ceux-ci continus avec les filets qui ont été impressionnés, vont directement se répandre dans les tissus pour y porter spécialement l'influence de la contraction, sans être eux-mêmes des nerfs d'impression. Tels sont incontestablement ces filets du plexus cardiaque qui, émanant du ganglion cardiaque, vont présider, au moins en partie, aux contractions musculaires du cœur, en se rendant aux fibres musculaires de cet organe. On sent que ces filets, recevant les courants qui émanent du ganglion, lequel les a reçus soit de filets dont les extrémités vasculaires ont été impressionnées par le sang, soit de filets émanant de l'axe cérébro-spinal, soit enfin de son propre travail de nutrition, que ces filets, dis-je, seront traversés par des courants électro-positifs se portant du ganglion en question aux fibres contractiles du cœur.

Mais, je le répète, tous les filets moteurs de la vie organique peuvent ne pas être exclusivement moteurs, à la manière de ceux qui vont se distribuer dans le tissu musculaire. Si, d'après les observations microscopiques de MM. Breschet, Valentin, Burdach, Schwann, les nerfs sensoriels se terminent en anse ou bien en réseau, comme les nerfs moteurs, on comprend qu'il puisse y avoir des nerfs à la fois sensoriels et contractiles, comme paraissent l'être les nerfs qui vont se distribuer dans la membrane vasculaire.

Ainsi , en résumé, il partirait de chaque ganglion , après chaque impression vasculaire, d'un côté, du fluide électro-négatif se portant vers cette impression et pouvant en même temps animer la contraction de la membrane impressionnée, et, d'un autre côté, du fluide électro-positif se portant en partie vers l'axe cérébro-spinal , et en partie vers les muscles dits de la vie organique.

Maintenant, est-il à croire que le fluide négatif qui va se placer dans les extrémités nerveuses vasculaires au-devant du fluide électro-positif impressif ne soit jamais qu'attiré par celui-ci, et ne soit jamais poussé par les ganglions ? Examinons cette question.

J'ai considéré, plus haut, le système nerveux ganglionnaire comme étant un imparfait conducteur du fluide électro-nerveux, et comme pouvant, par conséquent, le conserver en dépôt. Mais je n'ai pas encore rappelé une propriété que doit posséder toute accumulation d'un des fluides électriques , savoir : qu'il s'établit une tendance répulsive au sein même du point saturé ou chargé d'électricité. Les expériences de physique démontrent, en effet, que les molécules animées d'un même fluide se repoussent. Tout ganglion saturé d'un certain influx serait donc, par le fait , animé d'un principe jouissant d'une faculté évidente d'impulsion spontanée : c'est-à-dire que ce ne serait pas seulement à la force du courant imprimé par les impressions sanguines qu'obéirait cet influx en se séparant des molécules qu'il anime, mais encore à une force répulsive propre qui tendrait à écarter ces molécules si leur force normale de cohésion ne prévalait, et qui, en tout cas, s'exercerait sur les atomes impondérables du fluide électrique accumulé.

Ce n'est pas tout : si l'on considère l'électricité comme circulant au sein d'une substance organique, c'est-à-dire facilement décomposable et facilement réparable, en présence du liquide nourricier qui la parcourt aussi pendant la vie, si l'on considère les courants électriques en question comme donnant l'impulsion du mouvement de nutrition, et si enfin on considère que ce mouvement est lui-même le producteur d'une certaine quantité d'électricité, on ne pourra douter que, sous l'influence des courants dus à l'impression éprouvée par les extrémités nerveuses ganglionnaires, il ne doive s'échapper d'autres courants de chaque point intime du système nerveux, surtout des points qui sont le plus parcourus par le fluide sanguin, tels que les ganglions et la substance grise en général. D'après cela, le passage d'un courant engendrerait au sein du système nerveux, siége de ce passage, de nouvelles tensions et la formation de nouveaux courants, à peu près comme, dans la nature organique morte, la fermentation d'une molécule engendre la fermentation de nouvelles molécules (comparaison précieuse sur laquelle je reviendrai plus tard); et d'après cela le sein de chaque ganglion serait un foyer vital ou électrique, duquel devrait émaner sans cesse des courants distincts de ceux qui les ont mis en jeu.

Les ganglions attireraient l'électricité négative, et repousseraient l'électricité positive : mais de quel côté se dirigerait leur courant? L'irradieraient-ils dans tous les sens, ou bien vers un seul point? Si on les considérait isolément et indépendamment de toute influence étrangère à eux, attractive ou répulsive, ils l'irradieraient dans tous les sens. Mais, d'un côté, le sang impressionnant les extrémités nerveuses vasculaires est électro-positif; d'un autre côté, l'appareil cérébro-spinal, qui reçoit les extrémités centrales du cordon ganglionnaire, est en rapport avec des impressions moins électro-positives en général que les impressions vasculaires (1), pendant que lui-même tend, par le moyen de la volition, à disséminer le fluide positif qui s'accumule en lui.

D'après cela, chaque ganglion lancera son courant positif du côté le moins électro-positif, c'est-à-dire du côté où le fluide positif émané des divers courants aura les meilleures conditions d'échappement ; tandis que, d'après les mêmes lois, son fluide négatif devra se porter, en sens inverse, vers les points les plus électro-positifs, c'est-à-dire vers le siége des impressions sanguines.

Il résulte de là que toutes les fois que l'appareil céphalo-rachidien recevra une impression sédative, ou bien opérera une volition, ces deux faits auront une

---

(1) L'atmosphère est même assez souvent électro-négative ; elle est à peu près toujours d'une température moins élevée que celle du sang; elle est la moitié du temps obscure et silencieuse : la moitié du temps encore le soleil est sous l'horizon. Quant aux impressions gustatives, olfactives, viscérales, etc., elles sont aussi souvent sédatives qu'excitantes. Le sang ou le travail végétatif sont, au contraire, toujours excitants.

influence notable sur les impressions et sur les contractions de la vie nutritive. Alors, chaque échappement d'influx électro-positif du centre de la vie
animale sera une condition pour que le fluide électro-négatif soit mieux attiré vers les impressions internes ; et si chaque ganglion, d'après cet échappement, doit mieux envoyer son fluide positif vers
l'appareil cérébro-spinal, cet échappement sera une
condition pour que, d'un autre côté, le fluide négatif
de ce ganglion se porte mieux de lui-même vers les
plexus viscéraux.

Tout cela se déduit, comme on le voit, des lois
physiques, et prouve que chaque ganglion, sans avoir
un pouvoir intelligent de volition, a du moins un
pouvoir spontané de volition, c'est-à-dire peut de
lui-même, par effet purement physique, sans que
son fluide négatif soit fortement attiré par certaines
impressions opérées aux extrémités vasculaires, y
lancer beaucoup de ce fluide, comme aussi il peut
lancer beaucoup du fluide de nom contraire dans le
sens opposé, c'est-à-dire du côté du centre cérébro-
spinal vers lequel ce fluide a de la tendance, soit d'a-
près l'influence des volitions de ce centre, soit d'a-
près certaines impressions de ses extrémités périphériques.

Cela est si vrai que, lorsque le ganglion cérébro-
spinal arrive à n'avoir plus que fort peu de son influx
d'aptitude en dépôt, comme quand doit se faire l'invasion du sommeil, les actes végétatifs sont le plus
excités. Ainsi l'on remarque, en général, chez les
individus sains ou malades, plus d'excitation san-

guine le soir que le matin. Cela est si vrai encore, que les actes végétatifs sont le plus excités après les impressions périphériques sédatives, c'est-à-dire qui ont enlevé du fluide positif au système nerveux, et qui lui ont au contraire donné du fluide négatif : c'est ainsi, par exemple, que l'impression du froid donne bientôt lieu à une vive réaction, et même souvent à de grandes inflammations internes.

D'après ces considérations, seront de même conçus les phénomènes relatifs soit aux actes de contractilité organique moléculaire, soit même aux actes de contractilité organique musculaire. Ainsi, l'on est d'abord en droit de penser qu'après une impression interne une certaine quantité d'influx attiré vers les molécules ou vers les fibrilles impressionnées puisse, si ces molécules ou ces fibrilles sont contractiles , les faire contracter. Chez l'animal zoophyte, où il n'existe ni centre nerveux général ni centre nerveux particulier, où toutes les parties, étant homogènes et indépendantes les unes des autres, sont sensibles et motiles au même degré, et où le point impressionné est le seul qui se contracte immédiatement après l'impression, chez l'animal zoophyte, dis-je, il ne peut exister d'autre source de motilité.

Maintenant, s'il s'agit d'un animal qui offre un centre ou des centres nerveux, on concevra, d'après ce qui a été dit plus haut, le pouvoir voliteur de ces centres d'après les propriétés répulsives du fluide qu'ils tiennent en dépôt et d'après celui qu'engendre leur travail nutritif propre ; de sorte que, dans un cas d'impression, ce fluide, d'une part attiré et d'autre part poussé vers les points contractiles, jouit, dans son action d'influence, d'une vitesse mue par une double puissance.

Mais quand il s'est agi des contractions musculaires, telles que celles du cœur, il a semblé à la plupart des physiologistes que l'impression exercée par le sang qui humecte les fibres de cet organe n'était pas un agent d'impression assez puissant pour attirer une quantité d'influx capable d'opérer des actes contractiles aussi étendus que ceux que les fibres musculaires du cœur mettent en jeu. Eh bien! pour le système nerveux du cœur, comme, du reste, pour tout le système nerveux ganglionnaire, l'on peut reconnaître deux sources de volition, l'une provenant de l'influence du centre commun, du centre cérébro-spinal, et l'autre provenant de l'influence des centres particuliers des ganglions.

Voici comment il faut considérer cette double influence, de manière à bien comprendre et comment elle provient de l'axe cérébro-spinal, et comment elle provient des ganglions, et comment, enfin, l'influence de ces derniers a des points de relation avec l'influence du premier.

En plusieurs points de l'économie, notamment au niveau des trous vertébraux, l'appareil nerveux ganglionnaire se met directement en rapport, s'anastomose avec des nerfs de la vie animale. En ces points, ce n'est pas seulement par suite directe d'une impression vasculaire que l'appareil de la vie organique peut se mettre en possession d'un influx vital centrifuge; il en reçoit aussi passivement une partie

que lui envoie, par acte spontané, le grand centre
commun.

Cet influx, c'est du fluide électro-négatif. Il va exciter le conflit qui a lieu entre le sang et les surfaces
vasculaires. De ce conflit naît, comme on le sait, un
courant électro-positif se croisant avec un courant
électro-négatif. Le premier de ces courants, le courant électro-positif, pénètre, tend à traverser les ganglions; mais là, s'il traverse, par exemple, des ganglions qui envoient des filets vers des fibres musculaires, tels que les ganglions cardiaques, il trouve
deux issues : d'un côté, les anastomoses avec l'axe
cérébro-spinal ou avec d'autres ganglions; de l'autre,
les filets qui vont se distribuer dans les fibres musculaires. Une partie de ce courant prendra donc une
de ces voies, et l'autre la seconde.

Ainsi, s'il s'agit spécialement des contractions dans
le cœur, il résulte que cet organe qui, par l'intermédiaire de certains filets du pneumo-gastrique, reçoit une portion de fluide positif de l'appareil cérébro-
spinal, en reçoit une autre portion des filets de l'appareil ganglionnaire, qui l'ont reçue d'autres filets du
pneumo-gastrique et des filets viscéraux. Il ne faut
pas s'étonner, d'après cela, de voir après la section
du pneumo-gastrique, et après la destruction de la
moelle épinière, les mouvements du cœur continuer,
comme l'a vu M. Brachet. Evidemment, selon moi,
l'accumulation préalable d'influx dans les ganglions
et dans les plexus cardiaques, la continuation du
travail général de la nutrition et celui qui est propre
à ces ganglions, peuvent rendre compte de la persis-

tance de ces mouvements, sans qu'il soit nécessaire d'invoquer, avec plusieurs physiologistes, la spontanéité intelligente des ganglions cardiaques et cervicaux, ou de toute autre partie de l'appareil nerveux de la vie organique.

Notons bien qu'après la section du pneumo-gastrique et la destruction de la moelle, cet influx doit s'écouler dans la direction des courants antérieurement formés : 1° parce que le sang contenu dans les cavités et dans le tissu du cœur continue à être un agent d'impression, qui, attirant le fluide négatif vers les extrémités nerveuses qui vont se rendre sur la muqueuse interne, repousse le fluide positif vers le ganglion, et de celui-ci vers les filets qui vont présider à la contraction musculaire cardiaque ; 2° parce que la volition avait dirigé le courant dans ce sens, c'est-à-dire (dans la supposition où l'influx en question serait du fluide électro-positif) avait enlevé à ces filets nerveux leur fluide négatif : or, le courant se dirige précisément vers les points les plus électro-négatifs, c'est-à-dire vers le tissu musculaire du cœur (1).

Notons enfin que les battements du cœur peuvent persister alors même qu'il n'y a plus de sang dans

____

(1) Haller avait considéré les fibres musculaires du cœur comme possédant par elles-mêmes de l'irritabilité. Cette opinion n'était pas absolument dénuée de fondement. Si les fibres musculaires sont en effet électro-négatives par rapport aux nerfs, elles doivent tendre à attirer vers elles du fluide électro-positif moteur.

le cœur, alors que, par exemple, le cœur a été séparé du corps, toujours en raison de la nécessité de la décharge que doivent faire de leur influx le ganglion et le plexus cardiaque antérieurement saturés, et en raison de la chaleur que conserve pendant quelque temps le tissu du cœur, chaleur qui se présente encore, par rapport aux extrémités nerveuses, comme un agent d'impression électro-positive : à mesure, en effet, que le tissu du cœur perd, dans le cas en question, de son calorique, les battements de cet organe se ralentissent ; tandis qu'ils se raniment si l'on échauffe plus ou moins le cœur, ainsi que l'ont vu Haller et Sénac.

On a vu quelle est la liaison existante entre la volition volontaire ou involontaire cérébro-spinale et la volition ganglionnaire. Chaque effort volitif du centre de la vie animale retentit dans l'appareil végétatif, par effet électrique inverse ; comme aussi, pour compléter le cercle vital, chaque impression végétative, chaque volition ganglionnaire retentit dans l'appareil cérébro-spinal auquel elle donne de nouvelles aptitudes sensitives et volitives. Pour un entretien peu prolongé de la vie cette influence réciproque ne paraît pas absolument nécessaire, puisque des fœtus dépourvus d'axe cérébro - spinal ont pu vivre encore quelque temps après la naissance : mais du moins, alors, les ganglions se sont porté ce mutuel secours que se prêtent, dans les cas normaux, les deux appareils nerveux.

L'innervation du cœur, en tant que considérée dans l'appareil nerveux ganglionnaire, reçoit aussi sa part, comme on le pense bien, de l'influence indirecte de la vie animale. Mais l'on sait que les mouvements du cœur sont très étendus, l'on sait que les ganglions sont des points nerveux de faible capacité : est-il à penser que la motilité du cœur puisse s'exercer sans l'influence cérébro-spinale, et seulement sous l'influence ganglionnaire ? Bichat, M. Lallemand, M. Brachet ont conclu à l'indépendance absolue de l'appareil nerveux ganglionnaire du cœur, et de là de tout l'appareil de la vie végétative. Pour moi, je ne puis être d'une opinion aussi exclusive.

J'avoue que du fluide nerveux peut se produire dans cet appareil, soit dans son sein, soit à ses extrémités vasculaires, puisque ce fluide peut être représenté dans ses effets par du fluide électrique. Reil, Prochaska, Legallois, Scarpa étaient aussi de l'opinion que le fluide nerveux se forme dans tous les points du système, qu'ils considérassent ou non ce fluide comme du fluide électrique.

En le considérant comme du fluide électrique, rien de plus simple, en effet, que la théorie de sa formation au sein même ou aux extrémités de l'appareil nerveux ganglionnaire, puisque, ainsi que je l'ai déjà établi, comme toutes les autres impressions, ou mieux encore que toutes les autres impressions, celles qui résultent des actions chimiques nutritives opérées vers les extrémités nerveuses vasculaires peuvent faire développer du fluide électrique, lancer des courants dans les nerfs et dans les ganglions, et enfin, par ceux-ci, exciter en eux la formation de nouveaux courants en y excitant l'énergie de leur nutrition propre.

Mais il faut tenir compte, dans cette formation d'influx, de ce qui est suffisant et de ce qui est insuffisant, dans chaque appareil organique, à l'accomplissement permanent de la fonction qui lui est spéciale. Croire que, dans l'homme normal, l'influx nerveux développé et isolé dans l'appareil ganglionnaire du cœur par les seules forces de cet appareil est suffisant à l'accomplissement permanent des actes contractiles de cet organe, est, selon moi, une grave erreur. D'abord, cette opinion n'est pas soutenable, si l'on prend en considération les anastomoses nombreuses qui unissent l'appareil cérébro-spinal à l'appareil ganglionnaire, et si l'on prend en considération le défaut de rapport existant entre la capacité physique des nerfs et des ganglions du cœur et les grands effets de contraction auxquels se livre cet organe. De plus, les expériences de Legallois ont fait voir que la destruction de la moelle et la section du pneumo-gastrique arrêtaient brusquement les contractions du cœur. D'après les expériences de M. Brachet, il est vrai, la suspension des battements n'aurait lieu qu'un peu plus tard : mais ce retard importe peu et ne constitue pas une objection, d'après ce que j'en ai dit plus haut ; bien plus, il n'en constituerait pas une, si l'on supposait même que tout l'influx contenu dans les plexus et dans les ganglions cardiaques provînt de l'appareil nerveux cérébro-spinal. Je n'ai pas besoin de répéter que la propriété qu'ont ces ganglions et ces plexus de conserver pendant quelque temps leur influx, rend compte de ce retard.

Maintenant, il est vrai aussi, on a vu des fœtus privés de cerveau et de moelle qui avaient vécu de la vie intra-utérine. A ce sujet je ferai observer d'abord que ces fœtus n'ont pu vivre que quelques instants ou quelques heures après la naissance : ce qui veut dire que, privés de l'impulsion sanguine provenant du cœur de la mère, ils n'ont pas pu suffire par la seule impulsion de leur propre appareil vasculaire à l'entretien de la vie; puis, je ferai observer que, chez presque tous ces fœtus, le cœur a manqué quoique la circulation sanguine s'y soit effectuée. Dans deux seuls cas bien avérés, l'un observé par M. Serres, et l'autre observé par M. Lallemand, le cœur a existé; mais, du moment que dans d'autres cas la circulation s'est opérée sans cet organe, rien ne prouve positivement que dans les deux cas cités par ces auteurs le cœur, quoique existant, se soit contracté, du moins avec l'ampleur de contraction qu'on lui connaît.

Mais, pour moi, j'admets que le cœur s'est réellement contracté : examinons s'il n'est rien de spécial aux fœtus acéphales qui puisse rendre raison de ces contractions indépendantes d'une influence cérébrospinale, sans qu'il soit besoin d'invoquer, dans les cas normaux, une indépendance exclusive du système nerveux ganglionnaire du cœur.

Le seul cas où l'état des nerfs ait été bien constaté, est celui qu'a cité M. Lallemand dans sa thèse inaugurale. Or M. Lallemand a trouvé, chez son sujet, le système nerveux ganglionnaire *extraordinairement* développé : « J'ai disséqué surtout avec soin les nerfs cardiaques, dit-il ; les moindres filets étaient très apparents. J'ai pu suivre très distinctement ceux fournis par le ganglion cervical supérieur, le pneumogastrique, le récurrent, le ganglion cervical inférieur, et *j'avoue* que sur l'adulte je n'ai jamais mieux vu les plexus cardiaques ; j'ai même pu suivre jusque dans la substance du cœur quelques filets du plexus coronaire antérieur. Les nerfs dorsaux n'ont rien offert de remarquable ; les ganglions thoraciques étaient moins nombreux que de coutume, mais très gros ; il y en avait à gauche cinq ou six, à droite on n'en trouvait que trois ; un très gros au milieu, deux autres plus petits très rapprochés l'entouraient de nombreux rameaux ; il en partait, en dehors, des filets de communication vers les nerfs intercostaux. Le tronc du grand splanchnique était aussi volumineux que le nerf médian du même fœtus ; il partait du ganglion le plus volumineux, et se terminait dans le plexus solaire, qui fournissait aux plexus hépatique, rénal, pulmonaire, coronaire stomachique, des filets aussi distincts et presque aussi gros que ceux de l'adulte. Du côté gauche, les rameaux fournis par les ganglions thoraciques étaient, ainsi que ces ganglions, moins gros et plus nombreux. »

Cette observation de M. Lallemand est précieuse, même contre l'opinion de cet auteur et contre celle de M. Bichat, relativement à l'indépendance absolue du système nerveux ganglionnaire. D'après cette observation, si, malgré l'absence du centre nerveux cérébro-spinal, il y a eu chez le fœtus en question suffisance d'influx produit dans l'appareil ganglionnaire pour l'accomplissement des actes contractiles du cœur, on est en droit d'en invoquer pour unique raison l'excessif développement de l'appareil nerveux ganglionnaire en général, et de l'appareil nerveux ganglionnaire cardiaque en particulier. Pourquoi cet excessif développement, pourquoi cette anomalie remarquable, si le développement normal, si la capacité ordinaire avaient dû suffire ? Ici, l'appareil nerveux ganglionnaire avait à suppléer l'axe cérébro-spinal : eût-il pu le suppléer convenablement, s'il n'avait gardé que son volume ordinaire ? S'il a pu le suppléer à ce point que le fœtus en question a donné dans l'utérus de sa mère, comme l'a fait observer M. Lallemand, des signes de motilité même animale; ne devait-il pas, à plus forte raison, le suppléer dans la production et la volition de l'influx qui devait présider aux contractions du cœur ?

Je conclus donc, en supposant que le cœur se soit contracté pendant la vie intra-utérine d'un fœtus privé d'axe cérébro-spinal, que ce fait ne peut être présenté comme une objection à l'opinion qui rejetterait l'indépendance absolue de l'appareil ganglionnaire du cœur, si, dans ce cas d'acéphalie, cet appareil ganglionnaire s'est développé monstrueusement; et je conclus, en raison même de ce développement exagéré observé ici, que, dans les cas normaux, le système nerveux ganglionnaire, bien qu'exerçant une influence incontestable sur les actes contractiles du cœur, ne peut suffire amplement à ces actes par lui seul.

Evidemment ce système a pris, dans le cas d'absence du centre cérébro-spinal, le rôle de l'influence vitale générale. C'est en lui que s'est concentrée l'individualité et que s'est concentré ce principe animal qui, en présence d'un système nerveux rendu *un* par ses anastomoses, est toujours *un*, qui, par conséquent, se concentre et qui prend pour unique siége de concentration le point de l'économie où le système nerveux offre le plus de développement.

Comme on le voit, mon opinion n'est en opposition avec celle de Bichat, de M. Lallemand, de M. Brachet, etc., au sujet de l'indépendance nerveuse ganglionnaire, que sur la manière absolue d'envisager la question. Selon moi, le système nerveux ganglionnaire concourt à la formation, à la conservation et à la répartition de l'influx vital; mais il ne possède qu'une puissance adjuvante, dans les cas où le centre cérébro-spinal existe.

Toutefois, cette différence de manière de voir entre ces auteurs et moi entraîne les plus graves conséquences : car, ainsi qu'on l'a déjà conçu, c'est dans l'idée de l'unité du système nerveux et de la nécessité, en lui, de certains développements électriques, que j'ai trouvé la clef des principaux phénomènes de la vie que j'expose dans cet ouvrage.

C'est ici le lieu de rappeler la comparaison que j'ai établie, plus haut, entre le système nerveux et le système cosmogonique. L'appareil ganglionnaire n'est qu'un ensemble de centres particuliers gravitant autour d'un centre général et participant, chacun selon sa capacité, des propriétés vitales, végétatives ou électriques de ce dernier.

Je fais observer qu'il n'est pas question ici de leur participation des facultés animales de ce dernier, car rationnellement on ne saurait concevoir plusieurs animaux dans un animal : car, en fait, l'animalité est indivisible de la sensibilité, et la sensibilité est nulle dans l'appareil nerveux ganglionnaire, non-seulement quand, dans les individus normaux, il n'a plus de communication avec l'appareil cérébro-spinal, ainsi que le prouvent les expériences de MM. Brachet et Berutti, mais encore quand, dans les cas ordinaires, cet appareil reçoit les impressions nutritives qui, étant pourtant pour la plupart le résultat d'actions chimiques, ne laissent pas d'être aussi vives que celles que perçoit l'appareil cérébro-spinal.

Je pense que les considérations dans lesquelles je viens d'entrer sont suffisantes à l'intelligence de l'essence de la volition et de la contraction animales et organiques. Je passe à l'étude du mécanisme de la contraction.

CHAPITRE IX.

Du mécanisme de la contraction.

On n'a de données, relativement au mécanisme de la contraction, qu'en ce qui concerne celui de la contraction musculaire.

Ainsi MM. Prévost et Dumas ont observé que les ramifications extrêmes des nerfs se portent en travers sur les fibres musculaires, et cela précisément aux points où, quand a lieu la contraction, correspondent les angles de leurs flexions en zigzag, de manière qu'en vertu de cette loi de M. Ampère : *Deux courants s'attirent quand ils sont dans le même sens,* chaque filet nerveux attire à lui le filet voisin, et entraîne avec lui l'angle du zigzag auquel il se trouve attaché, de manière que les angles des zigzags divers sont ainsi rapprochés, de manière enfin que les fibres sont raccourcies.

9

Schwann, examinant, avec un grossissement de quatre cent cinquante diamètres, la manière dont les nerfs se comportent dans l'intérieur des muscles, dit ne pas avoir vu une disposition aussi régulière que celle qu'ont observée MM. Prévost et Dumas qui, du reste, n'auraient pas employé un grossissement considérable. Selon lui, les filets nerveux formeraient au sein des muscles des réseaux très serrés, et plus ou moins réguliers autour des fibres.

En ce cas, ce n'est sans doute pas la loi de M. Ampère qui pourrait être appliquée à l'explication du phénomène de contraction ; car Schwann n'a pas pu décider s'il y a réellement quelques fibres nerveuses qui, décrivant une anse, retournent dans le tronc nerveux. Mais, selon moi, l'on peut, pour la solution du problème, simplement appliquer ces deux autres lois fondamentales qui établissent, d'un côté, qu'*un des fluides électriques, en tension au sein d'un corps, tend à s'en échapper et à en écarter les molécules ;* et d'un autre côté, qu'*un corps électrisé d'une certaine manière attire le corps animé d'une électricité contraire.*

En effet, en supposant un réseau nerveux serré, enveloppant chaque faisceau, chaque fibre, chaque fibrille musculaire, ainsi que cela a lieu, d'après Schwann, en supposant une accumulation d'électricité positive se formant par voie volitive dans la pulpe nerveuse de tout ce réseau, et en supposant un névrilème imparfait conducteur tel qu'il est réellement (1),

(1) Voyez chap. XV de ce travail, réfutation de l'objection 4e.

on arrivera à concevoir que les mailles de ce réseau se distendent par l'effort que fera le fluide qu'elles contiennent pour s'échapper, et que dès-lors l'ensemble de ce réseau se raccourcisse. On verra ce raccourcissement s'effectuer absolument de la même manière que lorsqu'on place plusieurs balles de moelle de sureau à la suite les unes des autres sur un fil, qu'on unit plusieurs de ces fils ensemble par les bouts et qu'on électrise le tout, en le suspendant au conducteur de la machine électrique, on voit ce tout se raccourcir par l'effet de l'écartement des fils (1).

Le réseau nerveux se raccourcissant et s'élargissant forcera les fibres musculaires qui lui sont fixées par du tissu cellulaire, à se raccourcir et à s'élargir, non-seulement par effort mécanique, mais encore en vertu de la seconde loi de physique que j'ai invoquée, savoir : qu'*un corps chargé d'une certaine électricité est attiré par un corps animé de l'électricité de nom contraire.* Or les fibres musculaires sont, comme on le sait, électro-négatives : elles suivront donc exactement la distension des mailles du réseau nerveux électro-positif qui les entoure ; elles s'élargiront, elles se raccourciront.

Sur les deux genres de disposition observés, l'un par MM. Prévost et Dumas, et l'autre par Schwann, entre les fibres nerveuses extrêmes et les fibres mus-

(1) J'en appelle ici à une comparaison toute physique invoquée aussi par Meissner, dans la théorie qu'il a donnée du mécanisme de la contraction par la tension électrique des fibres musculaires elles-mêmes.

culaires, quelle que soit la véritable, on vient de
voir que, dans les deux cas, l'emploi de l'électricité,
et notamment celui de l'électricité positive, peut très
bien rendre compte du mécanisme de la contraction.

Comme Schwann a observé avec un grossissement
plus considérable que MM. Prévost et Dumas, on peut
considérer, ce me semble, la disposition qu'il a indiquée comme la plus certaine. En ce cas, ce serait la
théorie du mécanisme contractile telle que je viens
de la donner qui renfermerait le plus d'éléments de
certitude. Je le répète en peu de mots, la charge
électro-positive des nerfs due à la volition, en vertu
de cette charge, l'écartement des mailles du réseau
nerveux dont chaque fil forme un tuyau conducteur
à parois imparfaits conducteurs, et enfin, en vertu
de cet écartement, l'élargissement et le raccourcissement de chaque fibre musculaire de qualité électro-
négative, tout cela s'appliquant à la disposition anatomique indiquée par Schwann donne la solution du
problème d'une manière des plus satisfaisantes.

Mais, dira-t-on, que devient le fluide positif après
la contraction? Il est clair qu'il faut distinguer dans
l'opération deux temps : celui où s'effectue, par acte
voliteur, l'exercice direct de la contraction, et celui
où il se termine. Or, la volonté règle la terminaison
de l'acte, comme elle en a réglé l'impulsion. La volonté peut donc rappeler l'influx voliteur de la même
manière qu'elle l'a poussé. Qu'importe que le fluide
retourne à l'axe cérébro-spinal par d'autres filets que
ceux par lesquels il est allé opérer la contraction, ou
qu'il y retourne par les mêmes? de toute manière le

phénomène restera tel qu'il a été décrit. Il est hors de doute cependant que, comme le névrilème n'est pas absolument mauvais conducteur, il ne se perde une certaine quantité de fluide à travers les parois des cannelures nerveuses qu'il constitue : de là provient, ainsi que je l'ai établi plus haut, l'inaptitude graduelle de l'axe cérébro-spinal à de nouvelles volitions.

On n'a pas de données sur le mécanisme de la contraction concernant la vie organique, au sein des parois artérielles, capillaires, veineuses : l'analogie pourrait seule conduire à invoquer l'idée de la même disposition et du même exercice fonctionnel, qui a été avancée en ce qui concerne les agents de la contraction de la vie animale.

CHAPITRE X.

De la calorification.

Si, dans l'impression, si, dans la transmission de cette impression, il y a production et transmission d'électricité, ainsi que je l'ai démontré, il doit en résulter des effets consécutifs qui ont une grande signification dans les actes vitaux, et qui, j'ose le dire, représentent la mesure de l'énergie de ces actes. Je veux parler des phénomènes de calorification, phénomènes dont les modifications prennent une si grande part dans presque tous les faits morbides.

D'un côté, en effet, si le calorique est au sein d'un corps une cause déterminante de tension ou de courants électriques, comme il est démontré par les expériences physiques ; d'un autre côté, tout dégagement d'électricité est la cause d'un certain dégagement de calorique.

Il résulte, de plus, des expériences de Watson, de M. Peltier, de M. de Larive de Genève, etc., que tout fil conducteur s'échauffe, pendant l'action de la pile, pendant qu'il est le siége d'un courant. Or, s'il se forme un développement d'électricité à la suite de toute impression, il est évident que ce développement, producteur de courants électriques, deviendra pour le fil conducteur appelé nerf, ainsi que pour les centres où il va aboutir, ainsi que pour les autres nerfs sur lesquels ce centre irradie l'influence reçue, une cause productrice de calorique. Enfin, si nous prenons en considération que, d'un côté, il existe des points d'arrêt d'influx dans le trajet de l'appareil nerveux, et que, d'un autre côté, dans les phénomènes thermo-électriques démontrés en physique, la production de chaleur dépend précisément des obstacles rencontrés dans les circuits par les courants électriques, nous serons encore portés à trouver une cause productrice de calorique dans les modifications imposées aux courants par l'organisation de l'appareil nerveux ganglionnaire. Nous voilà naturellement arrivés à la théorie de la calorification.

Ainsi, la calorification est au moins en partie le résultat de l'impression et de la transmission, dans les nerfs, de l'influx électrique produit et mis en mouvement dans ces actes. Aussi, il résulte des expériences de MM. Becquerel et Breschet, faites avec l'appareil thermo-électrique, 1° que les organes dans lesquels la circulation sanguine est la plus active offrent toujours la température la plus élevée; 2° que les muscles qui se contractent actuellement présentent aussi un léger excès de température.

Mais il est des impressions dans lesquelles le dégagement électrique est plus faible ; et d'autres, au contraire, où il est plus considérable que dans les impressions constantes et normales. En ces deux cas inverses, les résultats électriques, et par conséquent calorifiques, sont évidemment inverses : c'est-à-dire que, dans le premier cas, le résultat de l'impression est sédatif, et que, dans le second, il est stimulant.

Pour faire sentir cette distinction, prenons pour exemple les impressions provenant de l'application des deux agents les plus antagonistes sous ce rapport, du froid qui est le type des modificateurs sédatifs, et du calorique qui est le type des modificateurs stimulants.

Tout corps est susceptible de développer plus d'électricité, quand il est chaud, que quand il est froid; ce fait est reconnu d'après un très grand nombre d'expériences physiques : dès-lors son impression, après s'être faite sur un de nos sens, provoque le développement d'une plus grande quantité de calorique le long des filets et des centres qui en opèrent et qui en reçoivent la transmission. Ainsi la seule impression, si elle n'est pas suivie d'une transmission de calorique à distance, est cause, du moins, qu'il s'en produit le long des nerfs une certaine quantité qui ne doit pas être sans proportion avec celle que manifeste le corps impressionnant.

Si le corps impressionnant est au contraire froid,

il sera une occasion de refroidissement, dans tout le trajet des conducteurs de l'impression; car ceux-ci, transmettant alors moins de fluide électrique qu'ils n'en transmettaient au moment où s'exerçaient sur eux les impressions précédentes, deviendront le siége d'un plus faible développement de calorique qu'auparavant.

Indépendamment de tout cela, que l'on se rappelle ce qui a été dit plus haut sur la diverse qualité des courants mis en jeu, soit par l'application de la chaleur, soit par celle du froid : d'après les expériences thermo-électriques, l'impression de chaleur tend à repousser du fluide électro-positif dans l'appareil nerveux et à en attirer du fluide électro-négatif; celle du froid tend, au contraire, à repousser du fluide électro-négatif dans cet appareil et à en attirer du fluide électro-positif.

Si nous supposons actuellement l'impression de tout autre agent que le froid et la chaleur, mais d'un agent s'exerçant électriquement à la surface du corps, dans le même sens que l'un de ces deux modificateurs, nous aurons raison de penser que cette impression doive provoquer les mêmes résultats calorifiques intimes que l'impression provoquée par celui-ci.

Mais les corps sont sédatifs ou excitants, chacun de diverses manières. En effet, que, par exemple, une application de l'un d'eux fasse condenser, rider la surface impressionnée, de manière à cacher, à émousser ses papilles nerveuses, comme le font les astringents, et de manière à rendre ainsi ces pa-

pilles inaccessibles à l'influence des impressions constantes et normales; qu'un autre corps imbibé de matière aqueuse dissolve, pour ainsi dire, comme le
font certains émollients, la matière nerveuse, de
manière à lui ôter son orgasme et à la rendre ainsi
moins impressionnable; que, d'autres fois, la surface
impressionnée soit mise à l'abri du contact excitant
des corps ambiants, par l'effet de l'application d'une
substance non excitante et imperméable, telle qu'un
corps gras, mucilagineux, etc.; que, dans d'autres
circonstances, la pulpe nerveuse soit décomposée,
dissociée, annihilée; qu'enfin un état électrique inférieur en tension, ou bien inverse en nature à l'état
électrique qui résulte des impressions normales et
constantes, soit produit, la sédation, quoique variant
de forme, dans ces divers cas, aura lieu au fond, et
par suite, aussi, la diminution de la production de
chaleur dans le trajet des nerfs.

Qu'au contraire les papilles nerveuses soient, sous
certaines influences impressives, ou trop larges, ou
trop érigées, ou trop pures, si je puis m'exprimer
ainsi, ou trop peu protégées, ou échangent trop de
fluide électrique avec le corps impressionnant, ou
enfin attirent un fluide trop stimulant, il y aura toujours stimulation et augmentation, dans les conducteurs, de développement du calorique.

Ce ne sont pas seulement les actes impressifs qui
donneront lieu, en plus ou en moins, aux phénomènes de calorification; il faut en dire autant des actes
voliteurs : de sorte que, toutes les fois qu'un des
nerfs présidant à la contractilité sera ou ne sera pas

parcouru par un influx , il se trouvera en état d'excitation ou de sédation , de calorification ou de refroidissement. Voilà pourquoi l'homme qui est profondément absorbé par un travail *purement intellectuel*, qui *médite*, se refroidit progressivement, à son insu; voilà pourquoi la température du corps baisse de quelques degrés pendant le sommeil, et voilà pourquoi cet abaissement se remarque encore dans un membre paralysé.

Les impressions internes ne doivent pas jouer un rôle moins important, dans la calorification , que les impressions externes. D'abord , dans l'acte d'hématose, après que sous l'influence nerveuse, déjà calorifique par elle-même, se met en jeu l'action chimique qui transforme le sang veineux en sang artériel, ce liquide, comme chacun sait , s'échauffe de lui-même par ce seul fait , et il va dès-lors, par son état thermal , impressionner le système nerveux, de manière à y provoquer la formation de courants électro-thermaux. Ensuite , le contact et les frottements opérés par le sang et les autres fluides sur les tissus, et les contacts, les frottements et les pressions des tissus de nature ou de température différentes , entre eux , sont d'autres causes incessantes des mêmes phénomènes. Enfin , la source la plus féconde de ceux-ci paraîtra évidemment résider dans les actes de composition et de décomposition chimiques qui ont incessamment lieu , soit dans l'acte d'hématose, soit dans les actes nutritifs, et qui, plus que les contacts, les frottements et les pressions, et plus même que l'impression d'un sang thermal , doivent , d'après ce que l'on sait des théories électro-chimiques et surtout d'après les expériences de M. Becquerel, donner lieu à des dégagements et à des courants d'électricité.

L'individu trouve donc autre part que dans ses impressions externes une source considérable de calorique. Mais il est une chose bien importante à considérer ici : c'est que les actes végétatifs ou internes sont sous la dépendance du système nerveux ganglionnaire, et que ce système active sa vitalité quand, sous des impressions sédatives externes, diminue celle de l'appareil nerveux cérébro-spinal ; tandis que l'inverse a lieu, généralement, quand ce dernier appareil est excité. Il semble, de là, que ces deux systèmes doivent se suppléer réciproquement, pour l'acte de calorification, quand l'un d'eux est déprimé. Cette réciprocité a lieu, en effet ; mais est-elle proportionnelle de part et d'autre ? c'est ce qu'il importe d'examiner.

En supposant que l'appareil cérébro-spinal vienne à être déprimé tout-à-coup par l'influence d'une cause externe telle, par exemple, que celle du froid atmosphérique, nous devons penser, en nous rappelant que le froid et certains sédatifs déterminent sur les nerfs qu'ils impressionnent des courants centripètes électro-négatifs, c'est-à-dire de nature contraire à ceux qu'y déterminent la chaleur et certains stimulants, et en nous rappelant que l'appareil nerveux ganglionnaire a toujours en lui du fluide négatif en dépôt, nous devons penser, dis-je, que l'émission de ce fluide, n'étant plus attirée, à travers les organes encéphalo-rachidiens, vers les points où se font et où retentissent les impressions externes, se fera en entier vers les plexus viscéraux, c'est-à-dire vers les points où se font les impressions internes électro-positives, devenues dès-lors les plus influentes : d'où, les actes végétatifs d'hématose, de nutrition, de contractilité organique, etc., seront activés ; d'où, sera provoquée la formation d'une nouvelle quantité de fluide négatif et son admission surabondante dans les ganglions ; et d'où plus tard, enfin, par l'excès de plénitude de ceux-ci, les réactions calorifiques se feront avec facilité : car il faut toujours se figurer qu'en même temps que du fluide négatif sera attiré par les impressions internes, du fluide positif en émanera et ira susciter dans l'appareil cérébro-spinal des réactions volitives contre l'impression du froid, à moins que celle-ci ne soit excessive.

Ceci démontre que, pourvu qu'un individu ait son système nerveux de la vie nutritive dans un état d'aptitude convenable, il réagira facilement contre les causes sédatives externes, c'est-à-dire qui affectent le système nerveux de la vie animale.

Supposant, au contraire, une sédation de l'appareil nerveux ganglionnaire, nous aurons à penser que l'autre appareil aura plus de peine à se procurer par lui-même son influx réactionnel que l'appareil de la vie organique ne s'était procuré le sien, dans le cas précédent. Certes, il pourra en avoir un dépôt en lui ; mais une fois que l'emploi en sera fait, il n'aura été d'aucun bénéfice direct et durable, dans l'intimité même de l'appareil cérébro-spinal, pour la création de futurs actes calorificateurs, à l'inverse de celui qui, émanant de l'appareil nerveux ganglionnaire, sert encore directement à l'exercice des actes nutritifs et à donner ainsi de nouvelles aptitudes thermo-génésiques à cet appareil.

Cela est si vrai que ce n'est surtout qu'en s'efforçant de réveiller l'activité du système nerveux de la vie nutritive, dans les cas d'accès de fièvre où la sédation de cet appareil entre comme élément, ainsi que je le fais voir à la fin de cet ouvrage, que l'appareil de la vie animale ramène la calorification compromise. C'est donc bien plus par influence indirecte, que cet appareil peut ainsi réussir à rappeler la chaleur animale s'éteignant dans le système de la vie nutritive, que directement, par son propre et seul pouvoir, en s'adressant aux seules impressions externes. Celles-ci seront certainement utiles, s'il est possible de se les procurer assez vives, sans compromettre l'intégrité des tissus ; mais, il faut le dire, elles ne seront, comme il est prouvé en pratique, que d'une utilité secondaire. Quoi qu'il en soit, les refroidissements qui forment le premier stade des accès se produisent malgré et même, on peut le dire, par l'influence des impressions excitantes externes ; puisque, comme il résulte des observations de M. Faure (1) en Morée, et de celles de M. Maillot (2) en Afrique,

____

(1) *Traité des fièvres intermittentes et des fièvres continues.*
(2) *Traité des fièvres ou irritations cérébro-spinales intermittentes.*

observations que je rappellerai en leur temps, l'immense majorité des accès de fièvre intermittente survient pendant le jour, au moment des plus fortes impressions de chaleur. L'excitation directe, c'est-à-dire la production de chaleur dans l'appareil nerveux cérébro-spinal, est donc bien loin d'être toujours favorable à la production de chaleur dans l'appareil nerveux ganglionnaire. Je conclus de tout cela que la réciprocité de service entre l'appareil cérébro-spinal et l'appareil ganglionnaire n'est pas tout-à-fait proportionnelle, et que ce dernier offre plus de puissance de calorification que le premier.

Une particularité remarquable dans les faits physiologiques généraux constate, d'une manière plus évidente encore, ce que je viens d'établir : elle consiste en ce que les animaux perdent, dans les temps chauds, de leur faculté de produire du calorique, tandis que cette faculté s'exalte en eux dans les temps froids ; c'est ce que M. Edwards a expérimentalement démontré. Comme les résultats qu'il a obtenus sont d'une importance fondamentale, et que j'aurai occasion d'y revenir souvent, il est bon de les rapporter dans toute leur essence. Je vais laisser parler cet habile physiologiste :

« Nous avons dit que l'on n'avait pas remarqué de différences dans la température des animaux à sang chaud en été et en hiver. Mais, comme il ne s'ensuit pas qu'ils ne puissent différer beaucoup à ces deux époques dans la quantité de chaleur qu'ils produisent, ou dans la faculté d'en développer, cette question mérite d'être approfondie.

« J'ai été conduit à penser qu'il pourrait en être ainsi, en réfléchissant au changement remarquable que le cours de l'année amène dans la manière d'être des animaux vertébrés à sang froid ; changement qui ne résulte pas de l'effet immédiat de la température des diverses saisons, mais de l'action prolongée de la chaleur et du froid, qui a progressivement modifié leur constitution, au point qu'en été et en hiver, placés dans les mêmes circonstances, ils ont une vitalité si différente qu'on ne les prendrait pas pour les mêmes êtres, si l'on n'avait égard à leur forme et à leur structure. Il ne me semblait pas présumable que les autres classes des vertébrés, quoique plus élevées dans l'échelle des êtres, ne changeassent pas aussi de nature sous l'action prolongée de causes aussi puissantes.

« Comme il n'existe pas de recherches sur ce sujet, je m'en suis occupé, et je m'y suis livré d'autant plus volontiers qu'il est évidemment lié avec celui de l'influence des climats.

« Je me suis proposé d'examiner si, dans les saisons opposées de l'hiver et de l'été, les animaux à sang chaud non hibernants diffèrent dans leur faculté de produire de la chaleur. Pour en juger, je me suis fondé sur le même principe que dans les expériences précédentes et j'ai suivi le même procédé.

« Il s'agissait de déterminer, en plaçant des animaux de même espèce dans les mêmes conditions de refroidissement en hiver et en été, si leur température baisserait inégalement : dans ce cas, il s'ensuivrait que leur faculté de produire de la chaleur ne serait pas la même à ces deux époques, en supposant que rien n'ait été négligé pour rendre les expériences comparatives.

« Cette condition exige d'abord qu'on choisisse des animaux aussi semblables que possible, et que les expériences soient assez nombreuses pour que les différences individuelles n'influent pas essentiellement sur le résultat. Afin que le mode de refroidissement soit le même, il faut avoir égard non-seulement à la température, mais à l'humidité de l'air, qui doit être la même dans les deux cas : car une différence dans l'état hygrométrique de l'air en produirait une dans l'évaporation qui se fait aux surfaces pulmonaire et cutanée, et par conséquent dans les quantités de chaleur enlevées.

« L'appareil consistait dans des vases de verre de la capacité de cent dix-sept centilitres, placés dans un mélange réfrigérant de sel et de glace. L'air ainsi refroidi arrive bientôt à l'humidité extrème, effet que produit toujours un abaissement suffisant de la température. L'air étant à zéro, l'animal est introduit, et posé sur un diaphragme de gaze, pour lui éviter le contact du verre refroidi par la glace. Un couvercle chargé de glace est placé sur le vase, mais de manière à permettre le renouvellement de l'air pour le libre exercice de la respiration, et afin d'assurer davantage la pureté de l'air que la formation d'acide carbonique pourrait altérer, s'il ne se dissipait pas assez promptement ; une dissolution concentrée de potasse caustique capable de l'absorber occupe le fond du vase, et agit facilement à travers le tissu léger du diaphragme. Les détails numériques sont consignés dans les tableaux ; je dirai seulement les résultats généraux.

« En hiver, au mois de février, l'expérience fut faite en même temps sur cinq moineaux adultes. Au bout d'une heure ils n'avaient subi, l'un dans l'autre, qu'un abaissement de 0°,4, ou moins d'un demi-degré, les uns n'ayant rien perdu, les autres seulement 1° ; leur température resta ensuite stationnaire jusqu'à la fin de l'expérience, qui dura trois heures. Au mois de juillet, je fis la même expérience sur quatre animaux de cette espèce. Leur température, au bout de la première heure, avait subi un abaissement dont le terme moyen était de 3°,62 ; à la fin de la troisième heure, le terme moyen de leur refroidissement était de 6° au-dessous de la température primitive. Dans une autre série d'expériences faites au mois d'août suivant, sur six individus de même espèce, le terme moyen de leur refroidissement, à la fin de la première heure, était de 1°,62, et après trois heures, de 4°,87.

« Ces expériences font voir qu'il y a un changement considérable dans la constitution de ces animaux à sang chaud, par l'influence des saisons ; que l'élévation soutenue de la température diminue leur faculté de produire de la chaleur, et que l'état opposé de l'atmosphère l'augmente, pourvu que le froid ne soit pas trop rigoureux : car il est évident qu'il en résulterait un effet contraire (1). »

(1) Edwards, *Influence des agents physiques*, troisième partie , chapitre III.

Je pense qu'en outre de l'impression du froid ou de la chaleur, il faut tenir compte dans l'explication de ces phénomènes, comme j'en établis la théorie complète dans un autre ouvrage, du plus ou du moins de raréfaction et de pesanteur de l'air, observées en été ou en hiver; mais il n'est pas moins vrai qu'en ces cas la faculté plus ou moins grande de produire du calorique provient du plus ou du moins d'exercice des fonctions végétatives, qui sont alors modifiées d'une manière bien manifeste, ce qui fait rentrer les faits dans mon système : car ce système établit que c'est la suractivité des fonctions végétatives qui produit des phénomènes remarquables de calorification, au milieu même d'autres actions qui tendent à compromettre cette dernière fonction ; tandis qu'au contraire leur subactivité altère la puissance de caloricité, au milieu même d'éléments externes qui sembleraient tendre à l'exalter.

Je conclus encore de tout cela que la réciprocité de service entre l'appareil cérébro-spinal et l'appareil ganglionnaire n'est pas proportionnelle, et que ce dernier offre plus de puissance de calorification que le premier ; et tout cela conduit à distinguer, avec M. Edwards, dans la production de la chaleur animale, l'acte calorificateur exécuté, en un temps donné, par les organes, de la puissance que peuvent avoir ces organes de produire de la chaleur ; à distinguer, en d'autres termes, les forces thermogénésiques *agissantes* des forces thermogénésiques *radicales*.

Il est remarquable, comme il a été dit, qu'en été, où cependant la température du corps est égale, sinon supérieure en degré, à celle qu'il manifeste pendant l'hiver, l'individu ait perdu de sa puissance de produire du calorique; il est remarquable, comme résultat des mêmes influences, que les habitants du Midi aient moins de cette puissance que les habitants du Nord. Il y a donc deux foyers distincts de chaleur : un foyer permanent interne, et un foyer éventuel, plutôt externe qu'interne. Le premier s'anime donc quand le second tend à s'éteindre, il devient plus faible au contraire quand l'autre tend à se ranimer. Mais le premier suffit seul à l'acte calorificateur, au milieu même d'influences qui compromettent le second; le second lui est au contraire insuffisant, au milieu d'influences qui compromettent le premier. De plus, le premier, quand il est mis en jeu, ne s'épuise que fort lentement; le second, au contraire, s'use avec rapidité.

Nous reconnaissons donc ici, d'après ce que nous avons établi plus haut, dans l'un, les qualités qui ressortent de celles de l'appareil nerveux ganglionnaire, et dans l'autre, les qualités qui ressortent de celles de l'appareil nerveux céphalo-rachidien. Nous reconnaissons que les actes continus végétatifs, les impressions incessantes internes, qui sont du reste si multipliées dans l'intimité des organes, alimentent le premier; que le second n'est alimenté que par des actes intermittents ou rémittents, que par des impressions qui agissent surtout sur le système cérébrospinal, impressions qui ne sont en général bornées qu'aux applications de surface, qui ne sont pas durables et qui ne produisent pas des résultats durables,

parce qu'elles n'ont pas pour but, comme les impressions qui provoquent les actes végétatifs, la nutrition
même de ce système nerveux, et par conséquent
son aptitude à la production de nouveaux phénomènes de calorification. Nous reconnaissons enfin
que, si l'acte calorificateur présent peut provenir d'actes impressifs ou voliteurs des deux systèmes nerveux, du moins la faculté de produire du calorique,
cette faculté qui manifeste ses effets au milieu d'é-
léments externes de refroidissement, doit plus spécialement provenir de l'influence de l'appareil nerveux ganglionnaire, qui non-seulement garde en lui
un dépôt d'influx pour parer l'économie contre toutes les éventualités sédatives qui peuvent la compromettre, mais encore dont l'influence s'étend à l'appareil cérébro-spinal, qui en a besoin pour l'exercice
de ses actes réactifs ou autres.

D'après tout ce qui a été dit, il faut reconnaître que
le dégagement de l'influx provenant des impressions
nutritives exerce une certaine influence sur l'appareil de la vie de relation, non pas normalement,
ainsi que je l'ai déjà dit, comme agent sensitif, mais
du moins comme agent calorificateur, ainsi que
le pensent MM. Trousseau et Pidoux (1), et comme
agent subordonné aux volitions. J'en vois la preuve
en ce que, dans les temps froids, alors que les impressions excitantes externes font défaut, la calorification et les actes de volition cérébrale s'usent

(1) *Traité de thérapeutique et de matière médicale*, première édition, art. *Médication antiphlogistique.*

cependant moins vite que dans les temps chauds, et que les actes cérébro-spinaux, desquels dépend surtout l'initiative des réactions, sont, chez les individus forts, plus durables et plus puissants que chez les individus faibles.

Toutefois, dira-t-on, qu'est-ce qui prouve directement que l'influx, émanant de l'appareil nerveux ganglionnaire, contribue à la calorification dans l'appareil cérébro-spinal? Selon moi, c'est ce *sentiment* interne de chaleur qui est éprouvé, au milieu des temps froids, par un individu qui réagit convenablement contre l'abaissement extérieur de la température; et c'est ce *sentiment* général et profond de refroidissement qui est éprouvé par un individu influencé, par exemple, par une atmosphère humide dont la température n'est pas cependant *très abaissée*. Comment ces *sentiments* particulièrement remarquables auraient-ils lieu si l'appareil cérébro-spinal, qui est le seul siége du principe qui perçoit les sentiments, n'était pas modifié par l'influx provenant en plus grande quantité, dans le premier cas, des actes nutritifs, et provenant en moins grande quantité de ces actes, dans le second cas?

Enfin, j'ai fait voir plus haut, dans ces considérations, que pendant le sommeil la persistance des mouvements, dits mécaniques, de la respiration, des mouvements ondulatoires du tube digestif, etc., et l'aptitude à la veille, ne peuvent être conçues provenir que de ce passage incessant d'influx de l'appareil nerveux ganglionnaire dans l'appareil céphalo-rachidien ; passage incessant, qui, d'après ce qui a été déjà exposé, doit entraîner avec lui un courant thermal, un acte de calorification.

Evidemment, les impressions de chaleur et de froid ne seraient pas perçues par le principe sentant, si l'influx auquel elles donnent lieu ne se répandait dans l'axe cérébro-spinal. Mais si, d'un côté, des phénomènes producteurs de chaleur, et si, d'un autre côté, des phénomènes producteurs de refroidissement (1), émanant surtout de l'appareil nerveux ganglionnaire, sont perçus et, par conséquent, modifient à leur manière les nerfs de l'appareil cérébrospinal, il est clair que des phénomènes mixtes, c'est-à-dire producteurs d'une température modérée, normale pour l'économie, modifieront aussi l'appareil de la vie animale, je l'ai dit, non pas en donnant lieu à des sensations, car les sensations ne sont les résultats que de modifications éventuelles, anormales de cet appareil, mais en donnant lieu aux phénomènes qui accompagnent ou qui suivent toute transmission d'influx, tels que l'échauffement de l'organe nerveux transmetteur, et la réception de cet influx par le centre, qui se l'approprie pour suffire à ses dépenses de volition.

On a dit que, par le sommeil, l'individu perdait de sa faculté de produire du calorique. Je ne partage pas, à cet égard, l'opinion de M. Edwards. L'individu perd, il est vrai, de sa chaleur pendant le sommeil,

(1) Par exemple, ceux de réaction, de fièvre, au milieu d'un temps froid ; par exemple, ceux de refroidissement profond au milieu d'une atmosphère humide, modérément froide.

mais il gagne de sa faculté de produire du calorique.
Le sommeil dispose à la veille, état où la chaleur
animale est plus forte, et la veille au sommeil, état
où la température du corps est plus basse; de plus,
la veille ne procure à l'individu une température plus
élevée que parce que le sommeil lui en a donné les
moyens, et le sommeil ne lui fait perdre sa chaleur
que parce que la veille a dépensé l'influx calorificateur. La faculté de produire du calorique gagne donc
par le sommeil qui reconstitue les aptitudes de calorification mise en jeu par la veille, et perd par la
veille qui dissémine l'influx électro-thermal dont la
perte va provoquer le sommeil.

Du reste, si l'on songe que c'est l'influx en mouvement et non l'influx en repos qui produit la calorification au sein du système nerveux, on comprendra facilement cette explication. C'est le repos avec
tension ou accumulation qui constitue la force radicale, et c'est le mouvement qui constitue la force
agissante.

Le sommeil s'exerce donc à concentrer la force
thermogénésique radicale dont la source première
découle de l'appareil nerveux végétatif, pour la mettre dans le cas de devenir une force thermogénésique agissante dans l'état de veille. L'individu qui
a donné à la veille la nuit qu'il devait au sommeil
est, le jour suivant, atteint d'un sentiment de froid
assez notable : c'est celui-là qui a réellement perdu de
sa faculté de produire du calorique. Aussi, il est remarquable que la majorité des soldats qu'atteignent,
en Afrique, les accès de fièvre intermittente, con-

tractent la maladie ou la rechute après les nuits de garde.

Je viens de faire voir quels sont les rapports qui existent entre l'électricité qui se développe nécessairement au sein des diverses impressions et la production de la chaleur animale. Déjà, après des expériences dans lesquelles il avait démontré la production d'une certaine quantité de calorique dans les fils conducteurs, M. de Larive de Genève avait fait entrevoir cette liaison entre les courants électriques, que l'expérimentation a paru faire découvrir dans l'organisme, et les phénomènes de la chaleur animale. Faire voir la source de ces courants, et par l'examen attentif de cette source déterminer qu'ils peuvent être réellement de nature électrique, c'est ce que j'avais déjà entrepris moi-même en 1834, en exposant la théorie des impressions (1), telle que je l'ai exposée plus haut. Aujourd'hui, d'après le point de vue sous lequel je viens d'examiner la question, et d'après les développements que je lui ai donnés, je ne pense pas qu'il puisse subsister de doute tant sur la nature de l'impression que sur celle de la calorification.

Il résulte de ce que j'ai démontré qu'une impression est stimulante, échauffante, etc., quand elle a provoqué, sur l'organe impressionné, un dégagement d'électricité plus considérable que le dégagement que provoquent les impressions constantes et

____

(1) Voyez : *Quelques considérations sur l'animalité*. Thèse inaug.. Montp. (août 1834).

normales; qu'elle est sédative, tempérante, etc., dans le cas contraire. L'électricité est donc pour le système nerveux un agent stimulant, à moins cependant que l'espèce d'électricité mise en jeu par l'impression anormale ne soit en antagonisme avec l'espèce d'électricité mise en jeu par l'impression stimulante normale.

Il est clair qu'agissant sur les deux systèmes nerveux à la fois, elle doit exercer une action de nature identique sur chacun des deux genres d'appareil; toutefois avec cette différence, qu'un de ces deux genres d'appareil, étant plus mauvais conducteur que l'autre, sera le siége de résultats électriques moins rapides et moins diffusibles.

Les impressions exercées sur le système nerveux ganglionnaire sont, comme les actes végétatifs, continues ou permanentes à peu près toujours au même degré; de plus, pour donner lieu à des résultats de calorification aussi marqués que ceux que manifeste habituellement le corps vivant, elles doivent nécessairement donner lieu à des dégagements électriques intimes énormes, tels, du reste, que nous concevons qu'ils doivent être à la suite des compositions et des décompositions chimiques qui ont lieu dans les actes végétatifs.

Dès-lors il faut croire que l'électricité qui se développe dans l'intimité des actes végétatifs s'y trouve développée à un degré où elle serait très stimulante pour l'appareil cérébro-spinal si elle était dégagée à la périphérie, et ne pas s'étonner de voir les actes internes donner des résultats de calorification plus marqués que ceux qui proviennent des impressions externes.

Si nous supposions en effet, à l'extérieur, une impression constante, par exemple, celle d'un air chaud, capable de faire développer, dans les trajets nerveux, des courants électriques donnant lieu à la production de 36° de chaleur, nous serions bien persuadés que l'organisme ne la supporterait pas longtemps et qu'elle aurait bien vite usé la vitalité cérébro-spinale. Voilà en partie pourquoi, sans doute, l'appareil nerveux ganglionnaire est imparfait conducteur de l'influx des impressions, pourquoi il est moins délicat que l'appareil cérébro-spinal. Lui, qui résiste mieux que celui-ci, d'après les expériences de Bichat, à la décomposition putride, doit aussi mieux résister en effet à l'influence décomposante de ces courants électriques qui le traversent, et qu'il faut supposer très considérables.

Mais nous allons voir incessamment que si un excès d'électricité, produit des impressions, a une qualité stimulante pour le système nerveux, ce n'est pas à dire qu'elle active les fonctions de toutes les parties du système nerveux.

CHAPITRE XI.

Des actes de nutrition et d'hématose.

L'électricité joint, à sa qualité d'agent excitant de la sensibilité animale, d'autres qualités qui résultent, plus que celle-ci, de son action propre :

1° Celle de tendre à la décomposition des corps organiques sur lesquels elle s'exerce : « L'effet matériel des courants galvaniques sur les organes vivants, dit M. Pelletan (1), sont semblables à ceux qu'ils produisent sur les organes morts...... Si l'on agit sur le corps vivant, comme l'a fait Davy, en plongeant ses doigts dans l'eau pure, aux deux pôles d'une pile, il se produira immédiatement des acides d'un côté et des alcalis de l'autre ; »

2° Celle, selon d'autres conditions reconnues en

(1) *Traité de physique générale et médicale.*

physique, d'être un agent d'attraction, de composition, etc. ;

3° Celle de faire dilater les corps, au sein desquels elle établit des courants et par conséquent un dégagement de calorique.

Eh bien ! c'est de ces qualités de l'électricité que paraissent émaner et les actes de composition et les actes de décomposition nutritives.

« Comme les phénomènes chimiques en général, dit Burdach (1), sont accompagnés d'un antagonisme de polarité électrique, dont ils paraissent même dépendre; comme un antagonisme électrique repose sur un défaut de similitude, non pas seulement dans la substance, mais encore dans les simples particularités de cohésion, de forme et de limitation, et qu'en conséquence les conditions indispensables à sa manifestation sont très multiples dans l'organisme; comme enfin une tension électrique trop faible pour déterminer des commotions ou autres phénomènes semblables, peut cependant produire des changements de composition, nous sommes contraint d'admettre que les forces électriques entrent en jeu aussi dans la formation organique. »

D'abord rappelons que le sang et les tissus de l'économie, composés d'éléments en association instable, tendent d'une manière remarquable à la décomposition, et puis, que les produits de la décomposition de substances diverses peuvent bien encore

____

(1) *Traité de physiologie*, tome VIII, page 441.

former de nouvelles combinaisons, soit entre eux, soit avec d'autres matériaux.

En réalité, le sang, dans sa marche au sein de l'appareil vasculaire, tend à la décomposition, à mesure qu'il s'éloigne du point où il a été constitué en sang nutritif, en sang rouge. Ainsi, comme le fait remarquer Burdach, d'un côté, en s'approchant des capillaires il est moins comprimé, il trouve plus d'espace, il a plus de surfaces à impressionner, et sa marche se ralentit ; d'un autre côté, les parois vasculaires deviennent plus pénétrables, moins épaisses, plus délicates et plus décomposables elles-mêmes.

D'autre part, on sait positivement, d'après les travaux de Kaltenbrunner, Denis, Koch, Burdach, Wagner, Heusinger, etc., qu'au sein de ces capillaires le sang perd ses matériaux les plus décomposables, tels que le cruor et la fibrine, c'est-à-dire les globules, et renferme, proportion gardée, plus d'albumine et de sels neutres ; d'après les analyses de Michaélis, de Macaire et de Marcet, on sait qu'il perd de l'oxygène et de l'azote, et qu'il devient proportionnellement plus riche en carbone ; enfin, l'état des diverses sécrétions pouve de toute évidence qu'il a eu à subir un mouvement réel de décomposition.

Quant aux tissus, ils ont été soumis aussi au même mouvement, et si toutes les sécrétions ne donnent pas des produits immédiats semblables à ceux qui constituent les solides, il est cependant au moins un élément fondamental qui, par sa présence en plus grande quantité dans le sang veineux que dans le

sang artériel, prouve le mouvement incessant de décomposition au sein des solides : je veux parler du
carbone. Du reste, sang et tissus se décomposent avec
la plus grande facilité et spontanément dans le cadavre ; et il est remarquable que, par l'application de
l'électricité, ce mouvement de décomposition, ou,
pour aussi bien dire, de fermentation, est singulièrement activé.

En supposant maintenant pendant la vie des courants électriques traversant les solides, tels éléments
du sang les plus décomposables, et nous les connaissons, peuvent bien se séparer de ce liquide, si des
solides fortement animés d'une autre polarité électrique que la leur les attirent ; et ils peuvent bien enfin,
en conséquence de la même influence, s'assimiler à
eux.

En effet, j'ai fait voir (chap. V) quels étaient les
phénomènes attractifs qui devaient s'opérer entre des
globules électro-positifs et des solides électro-négatifs
par rapport à eux, soit par différence de nature, soit
par différence de température, soit par suite de l'envoi du fluide négatif qu'avaient à faire dans un sens
inverse à celui de leurs volitions vers les muscles
le centre cérébro-spinal et les ganglions. J'ai fait voir
aussi quel était le phénomène attractif et puis neutra-
lisateur qui devait avoir lieu entre l'enveloppe électro-positive des globules, ou l'hématosine rouge, ou
le peroxyde de fer, et l'acide carbonique résultat de
la décomposition des solides, phénomène duquel
devait résulter un carbonate neutre d'hématosine,
l'hématosine brune. Enfin, j'ai fait voir quel était le

phénomène attractif et puis assimilateur qui devait avoir lieu après l'excitation produite par le contact de l'hématosine rouge, et après sa neutralisation, entre les solides et le centre des globules ou la fibrine, produit immédiat similaire à certains tissus, mais momentanément doué d'une autre polarité électrique qu'eux par l'effet de la tension électro-négative des solides, et par conséquent assimilable.

Voilà ce qui est relatif aux globules sanguins. Si nous ajoutons à cela que le sérum tient en dissolution de l'albumine en état d'albuminate de soude (Berzélius), que l'albumine, pouvant dans les combinaisons jouer tantôt le rôle d'acide, tantôt celui de base (Denis), se trouve par conséquent ici en combinaison très instable, et que, sous l'action des acides et par conséquent de l'acide carbonique (Raspail, *Théorie de la formation du caillot*) produit de la décomposition des tissus, l'albumine de l'albuminate en question doit se précipiter, tandis que la soude se combinera avec l'acide, on aura dans l'albumine ainsi concrétée un autre élément de nutrition, pouvant, comme la fibrine, adhérer directement aux solides (1).

(1) Le rôle du sérum dans l'acte nutritif, tel que je viens de l'exposer, est d'autant plus probable que, dans les cas d'inflammation, lorsque la décomposition des fluides et des tissus est rapide et par conséquent aussi la formation dans leur sein de l'acide carbonique, et qu'en même temps l'assimilation est faible, le sang s'épaissit et tend à l'état couenneux, et cela évidemment par l'effet de la présence d'un excès d'albumine concrétée sous l'action d'une trop grande quantité d'acide car-

On voit par tout cela que la décomposition du sang sert directement à la composition des solides. Mais, d'autre part, une fois cette assimilation complétée, le passage incessant des courants électriques au milieu de tissus qui ont tant de tendance à la dissociation, et qui sont toujours parcourus par une hématosine rouge qui attire un de leurs éléments principaux, doit évidemment déterminer tôt ou tard la décomposition des parties assimilées, dont les matériaux éliminés, rentrant dans la masse du sang veineux ou s'échappant immédiatement par la voie de certaines sécrétions, seront à leur tour remplacés par de nouveaux produits de la décomposition du sang.

Tel est, ce me semble, tout le mécanisme de la nutrition.

L'acte d'hématose fait partie de l'acte végétatif. Il est le produit d'actions chimiques. Ainsi que je l'ai déjà dit, l'oxygène de l'air s'y combine, dans le sang, avec le fer soit phosphatique, soit sous-phosphatique, soit métallique (1), provenant du chyle, pour former un peroxyde écarlate ; le carbonate brun de peroxyde perd son acide carbonique, et laisse libre son peroxyde : tandis que d'un autre côté, sans doute, une partie de l'acide carbonique laissé libre,

bonique résultat de la décomposition. Il est même remarquable que, dans le foyer de l'inflammation, le sang se charge de pus qui, d'après tous les pathologistes (MM. Andral, Gendrin, Donné, Schwilgué, Burdach, etc.), serait constitué par une très grande quantité de globules surtout albumineux.

(1) Berzélius a démontré que le sang contient du fer à l'état métallique.

au lieu de s'échapper par les voies respiratoires, se combine avec la soude de l'albuminate de soude et sert ainsi à concréter de l'albumine pour en former de la fibrine, laquelle d'après M. Denis ne serait que de l'albumine concrétée, et laquelle, du reste, ne peut évidemment provenir que de l'albumine modifiée. Une fois formée, la fibrine, par antagonisme électrique (expériences de MM. Dutrochet et Hornbeck), attirerait le peroxyde de fer qui, sous le nom d'hématosine rouge, formerait son enveloppe : dès-lors le globule ainsi formé, l'albuminate alcalin de soude, les autres sels alcalins du sang et la nouvelle quantité de calorique acquise par le sang en vertu de toutes ces combinaisons constitueraient des éléments électro-positifs puissants par rapport aux solides et aux nerfs, et conséquemment des éléments soit excitateurs, soit assimilateurs.

Tel me paraît être le mécanisme de l'hématose, dans lequel, comme moteur, jouerait, on le sent bien, un grand rôle l'électricité centrifuge émanant des diverses volitions, soit l'électricité positive allant animer certains actes musculaires respiratoires, soit, par influence inverse au jeu de celle-ci, l'électricité négative se portant vers les surfaces vasculaires, sujets d'impressions.

Parlons maintenant des conditions de l'assimilation.

L'équilibre nutritif consiste dans le maintien de l'équilibre entre les deux actes de composition et de décomposition. Pour que ce résultat soit obtenu, il ne faut que l'influence d'un degré donné et constamment le même d'électricité. Si nous supposons en effet, par exemple, un degré plus élevé que celui qui s'offre dans l'état normal, l'électricité, en agissant trop fortement sur les matériaux assimilables pour les entraîner vers les solides, pourra les faire décomposer eux-mêmes avant qu'ils ne soient assimilés ; car, on le sait, ces matériaux se trouvent par nature réductibles, sous l'influence de l'électricité, en d'autres éléments plus simples : de sorte que le mouvement de composition normale pourra ne pas se faire, ou ne se faire que difficilement, tandis que le mouvement de décomposition pourra partout, au sein des solides comme au sein des fluides, être trop rapide. L'électricité, qui à un certain degré d'action favorise l'acte nutritif, le contrarie donc à un degré plus élevé.

L'inverse semblera devoir se produire, si l'on ne suppose que de faibles dégagements d'électricité : le fluide sanguin ne se décomposant pas facilement, ne cédera pas facilement ses molécules assimilables aux tissus qui les attireront moins bien ; de sorte que l'acte de composition sera lent. Mais si l'on considère, d'un autre côté, que le mouvement de décomposition deviendra moins rapide aussi pour la même raison, on doutera que les sédatifs soient aussi nuisibles à l'acte nutritif que les excitants. Ils useront moins, ce me semble, les actions organiques, et ils conserveront à l'économie son état permanent de force de résistance vitale. Ils laisseront, il est vrai, moins d'activité à l'excitabilité sensitive, ils rendront

les mouvements plus lourds, mais du moins ils n'al-
téreront pas le *statu quo* organique.

Tels sont les résultats des actions et des réactions
chimiques que l'électricité vitale peut mettre en jeu
entre les solides et les fluides.

Ce n'est pas tout : dans les actes végétatifs, il faut
tenir compte des actions et des réactions physiques
exercées entre les solides et les fluides. Ces phénomènes ressortent de ces mouvements moléculaires et
fibrillaires qui caractérisent la puissance de contractilité organique des tissus. Si l'on suppose les molécules solides parcourues par des courants électriques
et calorificateurs plus vifs que ceux qui les parcourent d'ordinaire, il en résultera pour elles de la dilatation, la perte de cette densité qui est nécessaire à
l'exercice normal de la contractilité, peut-être même
un commencement de décomposition. L'action électrique s'efforcera bien de mettre en jeu l'acte contractile, mais cet acte ne se fera que mollement, que lâ-
chement, si, sous la même influence, la fibre perd
sa rigidité tonique.

L'inverse aura lieu si le courant électrique est plus
faible que d'habitude, et alors il n'y aura que paresse
de mouvement, mais non pas défaut de force.

On voit, par tout cela, que les actes qui sont sous
la dépendance de l'appareil nerveux ganglionnaire
sont, en réalité, en état de subactivité sous l'influence
des mouvements électriques trop ou trop peu considérables, sous l'influence, autrement dit, d'impressions trop vives ou trop faibles, stimulantes ou séda-

tives : mais il est bon de se rappeler que, chez un individu normalement constitué, le calme des actes électriques impressionnaires, à moins qu'il ne soit exagéré, devient une condition de force et de stabilité, tandis que son excès devient au plus tôt une condition de faiblesse et de décomposition. D'où il semble, en définitive, que l'appareil nerveux de la vie végétative se trouve en hypersthénie de fonction dans le premier cas, et en hyposthénie de fonction dans le second.

Ainsi, quand même l'électricité, produit des impressions, soit un agent stimulant du système nerveux, ce n'est pas une raison pour croire qu'elle en active toujours toutes les fonctions.

CHAPITRE XII.

De la tonicité.

De ce qui vient d'être dit à la fin du chapitre précédent on peut préjuger qu'une certaine modification de contre-stimulation est normalement nécessaire à l'appareil nerveux ganglionnaire, pour l'accomplissement régulier de ses actes , en le supposant sous une influence électrique prolongée, comme celle qui se prolonge en effet par la continuité des actes nutritifs.

J'ai déjà fait voir quelle était, à ce sujet, l'influence de l'atmosphère et, au reste, de toute excitation cérébro-spinale ; mais comme ce genre d'influence, que j'ai démontré être tonique en résultat, ne s'exerce pas d'une manière régulière, et comme l'action nutritive ne devait pas se faire par oscillations brusques, il fallait qu'un agent modérateur se trouvât aussi combiné avec l'excitant interne lui-même, avec le sang.

Si le fait de cette modification de contre-stimulation, qui me semble nécessaire, est prouvé, il faudra conclure que l'état normal, l'état réellement sthénique de l'appareil nerveux ganglionnaire réside dans le concours d'une action stimulante et d'une action contre-stimulante modératrice, et que, par conséquent, ce que l'on doit appeler l'excitation normale ou *tonique* de l'appareil nerveux ganglionnaire doit, en général, émaner de l'exercice équilibré de ces deux actions.

Ceci paraîtra spécieux au premier abord; mais si l'agent modérateur en question est un de ceux qui, sans s'opposer notablement au dégagement et à la transmission de l'électricité impressive, entrave surtout l'action dilatante et décomposante de cette électricité, le doute tombera. Je vais faire voir, en effet, que le principe astringent contenu dans le sang n'est que sédatif à ce degré, et je concilierai ainsi l'exercice de deux actions en apparence inverses, pour compléter la théorie de la *tonicité*, déjà ébauchée plus haut, chapitre V.

Cet astringent propre à donner de la rigidité aux fibres, au milieu d'éléments qui, tels que l'électricité et le calorique, les font détendre, propre à donner de la densité aux globules sanguins eux-mêmes, et propre à retarder le mouvement de décomposition nutritive, c'est le fer ; et sans doute ce corps a-t-il certains sels, répandus comme lui dans le sang, pour auxiliaires. Sans le fer, en effet, la toni-

cité est compromise , les mouvements organiques
deviennent rapides, désordonnés et particulièrement
débiles. Par rapport aux nerfs eux-mêmes, ce principe astringent est , comme je l'ai déjà fait entrevoir, sédatif jusqu'à un certain point : car son contact fait crisper les papilles nerveuses , et les fait pour
ainsi dire rentrer au sein des tissus, afin qu'elles
soient moins accessibles aux applications impressives
stimulantes.

Le fer paraît exister, dans le sang, à l'état de sous-
phosphate, de carbonate, de peroxyde, et même à
l'état métallique, comme le pensent MM. Berzélius et
Lecanu , et mieux que tout autre élément paraît présider aux actes régulateurs du système nerveux et à
la contractilité organique , s'il faut en juger par les
maladies qu'il est appelé à combattre , telles que les
névralgies, la chlorose, les engorgements glandulaires
passifs, les congestions passives , les hémorragies, les
extravasations de sang , diverses cachexies, etc., etc.

Le fer, appliqué sur un point dénudé, ou introduit
dans le tube digestif, ne paraît pas exercer immédiatement d'action excitante , par voie chimique ou
autre , sur la sensibilité du système nerveux qu'il
y impressionne. Quel serait donc le mode d'action
de ce corps, une fois qu'il est parvenu dans le torrent
de la circulation? ne serait-il qu'un astringent , ayant
la propriété d'exciter mécaniquement la contractilité
fibrillaire et moléculaire, et, par là, d'opérer aussi le
resserrement des houppes nerveuses? Certes, je crois
que telle est une des influences majeures du fer: car,
lorsqu'il a été administré pendant quelque temps,

la contraction fibrillaire organique qui se faisait avec plus de rapidité que de force et de durée, qui se faisait d'une manière incohérente, et qui, en laissant, par le fait de sa faiblesse, trop de dilatation aux houppes nerveuses, maintenait exaltée outre mesure leur sensibilité, reprend son rhythme normal, et fait notablement modérer les actes nerveux. Il est clair que, dans ce fait, le fer a mis en action la vertu astringente que tout le monde lui reconnaît; de plus, il est concevable que cette même vertu d'astriction devienne, dans les tissus, un antagoniste de la décomposition organique. Mais est-ce là la seule qualité du fer, quand il a pénétré dans les voies circulatoires? ne serait-il qu'un astringent assez modéré pour ne pouvoir jamais suractiver par lui-même le mouvement contractile, au point de lui faire contrarier l'acte électro-thermal moléculaire? Telle ne peut être mon opinion. Quand il a été administré pendant trop longtemps, il paraît trop bien activer les actes assimilateurs, et trop bien faire manifester les signes de pléthore avec excès de calorification, pour que je puisse supposer que de pareils effets soient uniquement dus à des phénomènes d'astriction.

Le fer fait partie constituante de l'hématosine, ainsi qu'il résulte des expériences de M. Berzélius et de M. Lecanu, qui, au sujet de cette opinion qui excluait le fer de la matière colorante du sang, ont victorieusement refuté, le premier la manière d'opérer de Vauquelin, et le second la manière de voir de M. Sanson. Le fer est un corps colorant; l'hématosine recevrait donc, au moins en partie, de lui sa coloration (1).

La coloration varie dans le sang veineux et dans le sang artériel ; quand ce changement se manifeste, les propriétés physiologiques du sang éprouvent aussi un changement notable. « L'hématosine tue les organes, dit M. Denis (2), elle arrête les sécrétions et amène promptement la mort générale , quand elle circule avec sa teinte rouge brun; au contraire, elle vivifie l'économie, elle stimule tous les appareils, elle anime, pour ainsi dire, toutes les fonctions, dès qu'elle est répandue dans la trame des tissus , avec la teinte écarlate. »

Or, voici maintenant un fait qui ne peut être contesté : c'est qu'il s'opère une action chimique au sein de la matière colorante du sang , quand, dans le réseau capillaire général , elle passe du rouge écarlate au rouge foncé , comme il s'en était déjà opérée une dans son sein, mais en sens inverse, quand, dans le réseau capillaire pulmonaire , elle était passée du brun rouge au rouge clair. Mais toute action chimique fait supposer un dégagement d'électricité, de

(1) Il me semble tellement peu contestable que le fer ne fasse partie de la matière colorante du sang , que les personnes chlorotiques , dont les pâles couleurs ne proviennent que de ce que le sang n'a pas assez de globules rouges , reprennent des globules rouges et un teint animé , une fois qu'on les a soumises à un traitement ferrugineux. C'est donc le fer qui, chez elles , alimente l'hématosine , l'enveloppe rouge des globules.

(2) *Essai sur l'application de la chimie à l'étude physiologique du sang de l'homme.*

calorique, et, par conséquent, quand elle a eu lieu dans l'organisme, une stimulation nerveuse. Voilà donc que ce composé ferrugineux qui enveloppe les globules, et que nous avons reconnu devoir être un agent astringent à l'égard des fibres et des molécules contractiles, devient aussi un agent stimulant pour les extrémités nerveuses qui président à leurs mouvements, non pas, si l'on veut, par l'effet de son simple contact, mais au moins en vertu d'une modification chimique s'opérant en lui quand il circule à travers les capillaires.

Qu'on ne s'étonne pas, après cela, de voir un traitement par le fer activer la calorification, et nonseulement la calorification dans le poumon, mais encore la calorification dans tout l'organisme.

Il faut conclure de ces considérations que le fer contenu dans le sang devient, en définitive, soit par son influence de simple contact dans lequel il fait l'application de sa vertu astringente, soit par son influence de modification chimique dans laquelle il fait l'application d'un acte de stimulation, devient, dis-je, un tonique, dans toute l'acception qu'il faut donner à cette expression. Il n'est pas par lui-même un tonique, il n'est qu'un astringent, intrinsèquement; mais, physiologiquement, il devient aussi un stimulant, en se faisant la base d'une composition et d'une décomposition chimiques.

Les chimistes n'ont pas encore déterminé quelles étaient les modifications que subissaient les composés de fer, dans l'économie : si, ici, dans le sang rouge, le fer était à l'état de peroxyde ; si, là, dans le sang noir, il était à l'état d'oxyde brun, ou à l'état de carbonate, ou à l'état métallique. Toujours est-il, je le répète, que sa couleur ne peut être modifiée sans une modification chimique. Ainsi j'ai exposé plus haut que le fer, introduit par le chyle dans le sang, pouvait prendre l'état de peroxyde (couleur rouge) par le conflit de l'oxygène de l'air avec le sang pendant l'acte d'hématose; que, plus tard, dans l'acte nutritif, par l'addition au sang de l'acide carbonique résultat de la décomposition animale, il pouvait prendre l'état de carbonate de peroxyde (couleur rouge brun); qu'enfin, sous l'influence de la chaleur ou de l'action électrique résultat de l'acte d'hématose, il pouvait se séparer de son acide carbonique et revenir à l'état de peroxyde (1).

De tous les éléments du sang, le fer que ce fluide retient en suspension est le plus dur et le plus lourd.

(1) Au moment où s'imprime ce chapitre, l'ouvrage de *Chimie organique appliquée à la physiologie animale et à la pathologie*, par Liebig, traduction française, Paris, octobre 1842, me tombe sous les yeux; et j'y lis une théorie de la respiration, ou plutôt de la coloration du sang, à peu près telle, sous le rapport chimique, que celle que j'ai présentée plus haut, chap. V. Selon ce chimiste distingué, le fer serait non à l'état de carbonate de peroxyde de fer dans le sang veineux, comme je l'ai avancé, mais à l'état de carbonate de protoxyde de fer, et, du reste, à l'état de peroxyde dans le sang artériel. Il est clair que cette manière de voir ne change en rien les théories électriques que j'ai déjà produites au sujet des actes d'hématose et de nutrition; car le carbonate de protoxyde sera, aussi bien que le carbonate de peroxyde, moins électro-positif que le peroxyde.

En qualité de corps dur et de corps lourd, il doit jouer un certain rôle au milieu de l'impulsion sanguine; il doit, par ses frottements, stimuler beaucoup plus que les autres éléments la muqueuse des vaisseaux au sein desquels il circule. Le fer, qui dans l'hématosine forme une enveloppe autour de chaque globule, constitue donc encore un agent stimulant, et, cette fois, non plus par action chimique, mais par action mécanique, par frottement; action qu'il faut, du reste, considérer comme fort peu importante, en résultats, relativement à la première.

On voit, par ce qui vient d'être dit, qu'il faut considérer la tonicité, dans le système de la vie végétative, comme constituée par l'équilibre entre un principe stimulant et un principe astringent, et que l'excitation fonctionnelle normale de ce système, c'est-à-dire l'excitation d'après laquelle les actes devraient le mieux s'accomplir, réside essentiellement dans la suractivité simultanée de l'influence de ces deux principes.

Telle est la tonicité, considérée particulièrement dans les fonctions qui dépendent de l'appareil nerveux ganglionnaire. Hors du concours en question elle disparaît, et il y a déviation, aberration d'action, plutôt qu'excitation tonique.

Il est remarquable que dans le sang l'agent stimulant chimique se trouve lié à l'agent astringent physique, de manière à ce que ces deux principes normaux soient, pour ainsi dire, solidaires l'un de

l'autre pour l'exercice régulier des fonctions nutritives.

Il résulte de là que, dans le cas où ils sont tous
deux très fortement mis en action, ils tendent à donner la prédominance vitale dans l'organisme à l'appareil nerveux ganglionnaire qu'ils incitent : c'est-à-dire
qu'ils tendent à mieux faire exécuter les fonctions
auxquelles préside cet appareil, de manière à produire une révulsion par rapport aux impressions
qui incitent l'appareil cérébro-spinal. Puis, il résulte
de ceci que la tonicité générale de l'organisme, c'est-
à-dire l'équilibre entre l'activité du système nerveux
ganglionnaire et celle du système nerveux cérébro-
spinal, doit être bien distinguée de cette tonicité particulière du système nerveux ganglionnaire. Celle-ci,
en effet, constituera des tempéraments ou des constitutions éventuelles dans lesquels les appareils de la
vie végétative sont en suractivité, tempéraments ou
constitutions qui se présentent surtout dans les pays
ou dans les saisons où l'appareil nerveux cérébro-
spinal est en sous-activité de fonctions, c'est-à-dire
où il reçoit le moins d'impressions excitantes externes : tandis que la tonicité générale constituera ces
tempéraments ou ces constitutions éventuelles mixtes
qui sont remarqués principalement sur les points du
globe ou dans les saisons où les impressions externes
s'exercent avec une moyenne intensité.

On ne doit pas être surpris de voir l'association de
deux éléments, l'un stimulant et l'autre astringent,
déterminer la qualité tonique, si l'on se rappelle

qu'il est divers agents médicamenteux qui, astringents ou stimulants administrés isolément, fondent un agent tonique par leur association avec d'autres agents stimulants ou astringents. Le vin est un tonique : séparez son alcool de son principe extractif, il vous restera, d'un côté, un stimulant, et de l'autre, un astringent. Les vins qui ont peu d'extractif, tels que les vins blancs, sont les plus excitants et ceux qui provoquent le plus rapidement l'ivresse, tandis que les vins les plus toniques, tels par exemple que les vins de Bordeaux, quoique comportant autant ou plus d'alcool que certains vins blancs, par exemple, que ceux du Rhin (*Brande*), sont pourtant moins excitants que ceux-ci.

Les anciens médecins combattaient les fièvres intermittentes au moyen de l'alun combiné soit avec la noix muscade, soit avec la myrrhe, ou au moyen des acides minéraux combinés avec des aromatiques. Faisaient-ils autre chose que de combiner des astringents avec des stimulants, pour obtenir des résultats toniques ?

Il ne faudrait pas croire que ce soit seulement par action indirecte, révulsive, que l'appareil nerveux de la vie de relation est hyposthénisé, alors que celui de la vie de nutrition est sous une influence tonique. Il est clair qu'un sang tonique, en pénétrant la substance du premier de ces appareils pour en faire accomplir l'acte nutritif particulier, lui donnera les qualités qui ressortent de son état : il fera crisper les papilles, rétrécir les calibres, contracter enfin la substance, de manière à modérer les dégagements et les courants électriques, et de manière à lutter contre les actions décomposantes propres à ceux-ci. D'après cela, l'appareil cérébro-spinal, dont les fonctions émanent des actes sensitifs que mettent en jeu des courants électriques, et émanent des actes voliteurs qui au contraire mettent en jeu certains de ces courants, l'appareil cérébro-spinal, dis-je, de surexcité qu'il pouvait être, d'après la trop grande facilité de ces dégagements et la trop grande liberté de ces courants à s'effectuer au sein d'une substance trop peu dense, trop épanouie, trop peu tonifiée, se trouvera relativement déprimé, si un tonique, un agent modérateur vient limiter, dans l'assiette normale, l'intensité des dégagements et la force des courants excitants. Cette action modératrice, agissant directement sur la substance nerveuse, sera pour tout l'appareil sensitif une condition d'hyposthénie de fonction sensitive (*sanguis moderator nervorum*).

On sent bien que si l'on considérait, dans l'appareil de la vie animale, son acte définitif, la contraction musculaire, on arriverait aussi, par le tonique, à l'hypersthénie de la fonction. Mais la fonction cérébro-spinale est constituée par divers actes qui peuvent être pris en considération chacun isolément, et qui s'exécutent en effet le plus souvent isolément, sans que l'un entraîne nécessairement et immédiatement l'autre : de sorte que, par exemple, l'acte sensitif, qui n'est pas toujours nécessairement suivi d'une volition, suffit pour constituer une fonction particulière dont l'hypersthénie ou l'hyposthénie particulières ont de graves conséquences, quand même l'acte contractile de la vie animale éprouve une modification inverse.

Dans les actes végétatifs, ce n'est plus la même chose : l'acte de sensibilité ganglionnaire, si toutefois il faut appeler acte de sensibilité la réception insensible et passive, par le ganglion, de l'influence électrique résultat de l'impression, l'acte de sensibilité ganglionnaire, dis-je, n'existe pas indépendant ; il est forcément suivi de l'acte de volition ganglionnaire que nous savons être passif aussi, et, par conséquent, du mouvement contractile : de sorte que, dans les phénomènes végétatifs que nous voyons être indivisibles, et au sein desquels n'existent pas d'actes intermédiaires modificateurs même des influences reçues, comme le sont, au sein des fonctions animales, les phénomènes de sensibilité proprement dite, d'intelligence, d'affectivité, de volonté, de volition proprement dite, etc., c'est le résultat définitif qu'il faut toujours avoir en vue ; car il arrive nécessairement après que l'impulsion a été donnée par le premier acte, l'acte d'impression.

Tout ceci, du reste, nous amène à dire que dans les deux appareils l'aptitude contractile est en raison inverse de la force excitante habituelle, que par conséquent la stimulation exagérée conduit à la débilité des tissus, et que la sédation conduit à leur stabilité, pourvu toutefois que le sédatif ne soit pas, de quelque manière particulière, un altérant direct de la rigidité de la fibre contractile.

En résumé, le concours d'un agent tel qu'un stimulant, tendant à pousser et à faire naître dans l'économie des courants thermo-électriques propres à exciter l'action nerveuse, mais aussi propres à provoquer l'expansion et la décomposition des tissus, et d'un agent tel qu'un astringent qui, avant tout, fait crisper la fibre organique, la rend moins décomposable et donne plus de force aux actes contractiles que le mouvement expansif rendait débiles malgré leur rapidité, me semble parfaitement définir le *tonique* interne.

CHAPITRE XIII.

De l'absorption et des sécrétions.

Les actes d'absorption et de sécrétions sont les actes inséparables et complémentaires de la fonction de nutrition ; on pourra les concevoir aussi opérés d'après une animation électrique.

Ces deux genres d'actes ont la même modalité. Dans les phénomènes d'absorption proprement dite, le transport de matière se fait du dehors au dedans de l'appareil vasculaire : là, les bouches absorbantes sont externes. Dans les phénomènes de sécrétion il n'y a que la direction du mouvement de changée : là, les bouches absorbantes sont situées à la partie interne de la surface vasculaire ; de sorte que le transport des matériaux se fait du dedans au dehors. Eh bien ! dans l'un et l'autre genre d'actes, les phénomènes de capillarité, d'endosmose et d'exosmose, d'affinité réciproque entre l'électricité de certains éléments et celle de certaines extrémités nerveuses, et enfin les phénomènes de contractilité des conduits absorbants ou sécrétants, peuvent très bien rendre compte des résultats fonctionnels obtenus.

Mais il se présente ici une question dont on s'est déjà sans doute posé l'analogue au sujet de la théorie des impressions. Si c'est de l'électricité et rien que de l'électricité qui anime les matériaux d'absorption ou de sécrétion et les nerfs vers lesquels ils se portent, d'où vient, à la suite des impressions qui doivent faire absorber ou sécréter, la diversité de choix, à l'égard des matériaux d'absorption ou de sécrétion, fait par les orifices attractifs des divers organes ? Par exemple, d'où vient que l'organe sécréteur foie n'absorbe que les matériaux de la bile, et n'absorbe pas les matériaux de l'urine ou du suc pancréatique ; tandis que l'organe sécréteur rein n'attire que les matériaux de l'urine, et n'attire pas les matériaux de la bile ou du suc pancréatique ; tandis que le pancréas ne prend que les matériaux du suc pancréatique, et nullement ceux de la bile ou de l'urine ? Faut-il attribuer cette différence dans le choix, au plus ou moins d'intensité des forces attractives ? Mais alors un de ces organes, étant subexcité ou étant surexcité, devrait absorber ou sécréter les matériaux normalement absorbés ou sécrétés par un autre organe. Faut-il l'attribuer aux divers degrés de maturation acquis par les matériaux d'absorption ou de sécrétion, au moment où ils se trouvent en présence des bouches qui doivent s'en emparer ? Cet élément peut entrer pour

quelque chose en ce qui concerne l'acte d'absorption , mais ne peut être mis généralement en ligne
de compte en ce qui concerne les actes de sécrétion,
puisque les artères, par exemple, hépatique, pancréatique, rénale, naissent à peu près à la même hau-
teur de l'arbre artériel.

Eh bien! voici, pour bien comprendre la théorie
des sécrétions et des absorptions, lesquelles n'ont
lieu qu'à la suite d'impressions, ce qu'il faut reconnaître en général, soit à l'égard des corps impressifs,
soit à l'égard des parties impressionnées de l'économie.

Les corps impressifs ont bien une qualité électrique générale, c'est-à-dire sont tous ou électro-positifs
ou électro-négatifs ; mais leur substance particulière
modifie en eux cette électricité, de manière que,
tout en étant ou électro-positive ou électro-négative,
celle-ci reçoit de cette substance des aspects spéciaux pour chaque corps, et même pour chaque circonstance de ce corps, telle que sa température, son
état de cristallisation, sa couleur, etc. , etc.

D'un autre côté, on peut en dire autant des parties impressionnées ou des nerfs : chaque extrémité
nerveuse a sa modalité particulière. C'est bien du
fluide électrique qui lui est envoyé du centre, ou qui
l'impressionne directement ; mais si chaque nerf présente une manière d'être substantielle différente, si,
par exemple, la structure ou la composition chimique du nerf auditif ou du nerf optique ne sont pas
les mêmes, il y aura une spécialité dans l'impression.
Cela ressort clairement de ce que chaque élément

atomique de ces nerfs sera autrement impressionné
par l'électricité, si cette électricité a plus ou moins
d'affinité ou de répugnance pour cet élément atomique, qui est différent, je le répète, dans chaque
nerf, s'il faut en juger par la disposition physique,
par la couleur, et quelquefois même par la composition chimique.

Ainsi la qualité des deux agents de l'impression est
nécessaire à la qualité de son résultat, quel que soit,
du reste, ce résultat, sensitif, contractile ou chimique.

Mais, s'il en est ainsi, dira-t-on, la notion de
l'identité du fluide nerveux et du fluide électrique
sera singulièrement compromise? Pourquoi donc?
L'électricité a une propriété essentielle, une propriété
sans laquelle elle ne serait pas de l'électricité : c'est
celle de pouvoir se décomposer en deux fluides,
chacun attirant l'autre et chacun se repoussant soi-
même. Est-ce à dire maintenant que les deux fluides,
tout en conservant leur qualité fondamentale, ne
pourront pas présenter des modifications, selon les
circonstances et selon les corps où ils se trouveront?
Outre que l'électricité peut se manifester par les fluides
du verre et de la résine, nous la voyons dans d'autres
circonstances sous la forme galvanisme, magnétisme; en s'accumulant outre mesure sur un corps,
elle y fait apparaître des phénomènes tantôt de chaleur, tantôt de lumière. N'y a-t-il pas là de nouvelles
formes? ou bien, en supposant que ce calorique et
cette lumière ne soient pas des formes de l'électricité,
ne voit-on pas survenue dans l'électricité, au moment de leur production, une propriété nouvelle,

celle de faire éclore ces sortes de manifestations?
Quant à ces formes ou à ces manifestations, sont-
elles elles-mêmes uniformes dans leur unité caracté-
ristique? le tact du médecin ne distingue-t-il pas au
lit du malade plusieurs sortes de chaleur? la lumière
ne se décompose-t-elle pas en divers rayons? et puis
chaque corps, selon son essence ou selon sa structure physique, ne choisit-il pas pour couleur plutôt
tel rayon que tel autre? Chaque essence ou chaque
propriété physique des corps imprime donc une
modification particulière au fluide universel qui
l'anime.

Mais ce n'est pas tout : nous avons tous les jours
sous les sens, eu égard aux corps inorganiques, des
faits qui attestent d'une manière positive cette modalité des fluides électriques; voici quelques-uns de
ces faits :

L'état de cristallisation est très varié dans la nature. Devrait-il l'être autant si l'électricité, qui préside à la cohésion, s'en tenait absolument à sa condition fondamentale? S'il en était ainsi, il n'y aurait qu'un seul mode de cristallisation plus ou moins
bien effectué, selon le degré de l'affinité. La forme
matérielle primitive et l'essence impriment donc ici
diverses qualités aux résultats que doit produire l'é-
lectricité.

Versez de l'eau de baryte dans une dissolution de
sulfate de potasse, vous obtiendrez un précipité de
sulfate de baryte. Cependant, d'après ce que l'on sait
de la polarité des divers corps, la potasse est plus
électro-positive que la baryte. Quand on aura posé

comme loi qu'un précipité se forme toutes les fois qu'une dissolution saline reçoit un corps qui peut former avec un des éléments de cette dissolution une combinaison insoluble, on aura énoncé un fait, mais non pas donné une explication. Pourtant voilà une manière d'être particulière d'une substance, qui la rend apte à déplacer d'une association avec un acide une substance reconnue pour être plus alcaline qu'elle.

« Le potassium et le sodium, dit M. Thénard (1), décomposent à chaud tous les sels des quatre dernières sections ; ils en réduisent, à quelques-uns près, tous les oxydes, et enlèvent toujours l'oxygène aux acides , *excepté l'acide borique* et *l'acide silicique.* »

« On observe, dit ailleurs le même auteur (2), que les bases salifiables de la première section ne suivent pas toujours le même ordre dans leur tendance à s'unir aux acides par l'intermède de l'eau.

« Cet ordre paraît être :

« Pour l'acide sulfurique , baryte. strontiane. potasse et soude. chaux.

(1) *Traité de chimie élémentaire*, tome III , page 25.
(2) *Loco citato* , tome III , page 52.

« Pour les acides :

« Azotique , azoteux ;

« Phosphoreux , hypophos-   potasse et soude.
phoreux ;   baryte et strontiane.

« Chlorique, chlorique oxy-   chaux.
géné , chlorhydrique ;

« Bromhydrique, iodhydri-
que, sulfhydrique ;

« Pour la plupart des autres   baryte, strontiane et chaux.
acides,   potasse et soude. »

En chimie on ne peut donc pas toujours invoquer, dans les mouvements d'affinité, une loi générale d'après laquelle le corps reconnu en général comme le plus électro-négatif doive, avant tout autre, attirer le corps reconnu en général comme le plus électro-positif. Cela tient évidemment à ce que les polarités électriques inverses de deux corps s'exaltent en vertu de leur propre nature quand ils sont en présence, à ce que les qualités individuelles font exalter les sympathies générales. Quelle est la cause première de ce fait ? c'est ce qu'il est impossible de déterminer. Toutefois, prenons acte de ces affinités particulières existant dans la nature inorganique, pour ne pas être surpris de les voir s'offrir dans la nature organique et pour ne pas être portés à dire que le fluide nerveux est un fluide spécial indépendant de l'électricité, tandis qu'il doit n'être, comme l'électricité des corps inorganiques, dans les circonstances où il s'offre avec des particularités, qu'une électricité *spécialisée* qui ne perd, du reste, jamais ses qualités générales d'attraction ou de répulsion.

Tout ceci revient à dire qu'il faut reconnaître à tous les corps une électricité propre, comme on leur reconnaît une couleur propre, un goût propre (quand ils sont solubles dans la salive), un timbre propre, une structure propre, etc. En eux, la couleur fait partie du fluide lumineux général; le goût, de l'action chimique générale; la structure et le timbre dépendent de la cohésion générale : de même les particularités répulsives, attractives, sensitives même (car l'électricité excite le principe sentant), font partie de l'électricité générale.

Je le répète donc, l'électricité, sans cesser d'être de l'électricité, se modifie avec l'état de chaque corps qu'elle anime. Elle se modifie dans la nature inorganique, elle doit donc se modifier aussi dans la nature organique.

Dans la nature organique, d'un côté, le nerf restant le même, ce sont divers agents qui viennent l'impressionner. Dans ces impressions ces agents déterminent, comme on le sait, des résultats divers soit de sensation, soit d'absorption. Ici, la différence de résultat provient évidemment des qualités de ces agents et non du nerf, qui ne fait que transmettre l'impression de la qualité d'après l'influence qu'il en a reçue. Mais, dira-t-on, si c'est de l'électricité qui se transmet à travers le nerf, cette électricité sera-t-elle, dans le nerf, modifiée comme elle l'est dans le corps impressif, c'est-à-dire conservera-t-elle dans le nerf son caractère particulier? Cela est incontestable : car elle impressionnera dans ce nerf, d'après la modalité de la qualité, telle molécule intégrante ou constituante plutôt que telle autre; de sorte que l'effet en sera transmis, de molécules similaires à molécules similaires, d'après l'influence réelle exercée sur la première molécule, absolument comme il en est pour la transmission d'un des fluides électriques quelconque. On ne mettra certes pas en doute que le corps impressif aura, d'après sa qualité, de l'affinité ou de la répugnance pour tel élément du nerf plutôt que pour tel autre, et que de là résultera la spécialité de la sensation ou de l'absorption. Ainsi, si, par exemple, la pulpe nerveuse est constituée par les éléments eau, albumine, graisse cérébrale, soufre, phosphore, osmazome, chlorure de sodium, phosphates de potasse, de chaux, de magnésie (Vauquelin), et si l'agent impressif a, d'après sa qualité, plus d'affinité pour un de ces éléments que pour les autres, il est clair que dans toute la longueur du nerf ce sera en celui-ci que s'effectuera l'influence attractive, tandis que l'influence répulsive pourra s'effectuer à l'égard des autres ou de quelques autres.

Si, d'un autre côté, on considère un même agent impressif, le sang par exemple, agissant sur divers nerfs, il est clair qu'il ne produira pas partout le même résultat d'impression : car nous voyons les divers nerfs n'avoir pas la même structure, ni la même coloration, ni, en conséquence de ceci, la même composition chimique. De là, on le sent bien, résultera la variété des sécrétions, comme aussi, par rapport aux nerfs de la sensibilité, résultera l'impossibilité de percevoir d'autres sensations que celles qui sont spéciales aux sens dont ils font partie.

Il est si vrai que la sécrétion résultera d'une action dépendante des conditions matérielles essentielles, spécialisées par la seule forme ou par l'essence des corps, que certaines sécrétions, telles que celles des ongles, des cheveux, continuent à s'effectuer après la mort; que d'autres fois il est possible d'imiter artificiellement la condition principale de ces sécrétions, de séparer, par exemple, du sang, au moyen de la pile, un liquide analogue au lait, comme aussi des aliments une matière semblable au chyme (Edwards).

Souvent les matériaux qui font partie d'une sécrétion n'ont pas paru exister tout formés dans le sang : on conçoit qu'ils ne puissent souvent se former qu'à l'instant de l'acte sécrétoire, et cela d'après l'action chimique pouvant résulter de l'attraction réciproque existant entre les éléments qui vont faire partie de cette sécrétion et les nerfs de l'orifice du conduit sécréteur.

En résumé, la diversité de modalité de l'absorption et de la sécrétion trouve son explication dans la diversité des qualités spéciales des deux agents d'impression, sans qu'il soit porté atteinte à leur qualité électrique essentielle de laquelle émanent, avec le concours de certaines circonstances, ces qualités spéciales. Une preuve que ces qualités spéciales existent dans l'agent censé impressionné, dans l'organisme, c'est qu'elles existent dans l'agent censé impressif ; et une preuve que le premier de ces agents n'a pas cependant perdu sa qualité électrique essentielle, c'est que le second, tout en ayant, d'après sa forme ou son essence, des qualités particulières, ne perd jamais sa qualité essentielle, savoir : celle d'être électro-positif ou électro-négatif.

Ce qui fait que jusqu'ici on ne s'est pas appliqué à reconnaître l'identité du fluide nerveux et du fluide électrique, c'est que la spécialité a fait fermer les yeux sur l'essentialité, au point de la faire nier. Ainsi Dugès a dit : « Peut être est-il vrai de dire avec certains savants (Lamark, Cabanis, Sprengel) que le fluide nerveux n'est qu'une modification du fluide électrique, comme le galvanisme, le magnétisme, l'électricité du verre et de la résine, ne sont que des modifications d'un même agent ; mais s'il faut en venir à reconnaître ici une modification toute spéciale, des lois toutes particulières, autant vaut considérer l'agent vital comme *sui generis* et seulement ressemblant au fluide électrique, et ne se servir des notions que la science possède sur ce dernier, que pour éclairer analogiquement la manière d'agir du premier. »

D'abord je me suis appliqué à prouver dans cet ouvrage qu'il n'y avait pas à l'égard de l'agent vital, considéré indépendamment du principe animal dont cet agent vital n'est que l'intermédiaire obligé à l'égard des corps matériels, qu'il n'y avait pas, dis-je, de modification toute spéciale, de lois toutes particulières : de même que les agents impressifs inorganiques qui sont des sources d'électricité présentent des modifications selon les circonstances, de même et au même titre en présentent les corps organiques. Il n'y a donc pas d'autres modifications et d'autres lois que celles qui résultent des lois matérielles : aussi, j'ai pu expliquer la plupart des phénomènes vitaux d'après les seules forces électriques. Ensuite Dugès, en disant qu'autant vaut considérer l'agent vital comme *sui generis*, jette un coup de dé pour proposition. Il tend, par l'arbitraire, à faire rejeter la notion de l'identité qui peut cependant exister malgré la spécialité; et, je ne saurais trop le répéter, les différentes impressions des corps inorganiques sont, à ce sujet, des données précieuses, car elles existent en même temps qu'existe la propriété électrique générale. Ainsi personne ne s'avise de nier la dualité électrique dans ces corps, parce qu'ils présentent diverses formes, divers goûts, diverses couleurs, diverses températures, etc. Cependant chacune de ces circonstances peut avoir de l'empire sur l'électricité de ces corps; puisque, d'après certains arrangements de ses molécules, un corps est ou électro-positif ou électro-négatif (Becquerel), puisqu'un corps noir n'a pas l'électricité du corps blanc, ni le corps chaud l'électricité du corps froid, etc., etc. Il n'y a donc pas de différence, sous ce rapport, entre l'organisme vivant et les corps bruts.

Il est tout autre chose de ce qui concerne les propriétés dites animales, et qui sont généralement rapportées à un principe particulier, à l'âme, parce que rien de similaire ou d'analogue à ces propriétés ne se présente dans la nature organique.

CHAPITRE XIV.

De la vie et de sa propagation.

Les impressions nutritives se font dans toutes les parties de l'organisme : toutes les parties de l'organisme sont donc des points de départ de courants électriques. Ces courants s'activent réciproquement les uns les autres, nous l'avons déjà dit ; car les molécules se mettant, sous leur influence, en mouvement de décomposition et de recomposition, deviennent par cela même les siéges de formation de nouveaux courants.

Un courant parcourant des parties organiques vivantes a pour résultat immédiat l'expansion, puis la décomposition de ces parties, comme il devient une cause primitive d'expansion et puis de décomposition ou de fermentation au sein de la nature organique morte. Mais la fermentation dans la nature

morte, si elle peut jusqu'à un certain point contri-
buer à reconstituer, à rendre à la vie la substance qui
se décompose, en lui faisant produire de nouveaux
êtres vivants (infusoires, vers, etc.), ne saurait reconstituer l'individu primitif; et cela tient à ce que
chez celui-ci il y a eu, en quelque point, interruption
de la chaîne organique individuelle, soit au sein du
système nerveux, soit au sein du système sanguin.
Eh bien! si l'on vient à supposer que les courants
résultant de la décomposition et irradiés des points
qui se décomposent, au lieu de se dissiper dans l'atmosphère ou dans le réservoir commun, rencontrent
une chaîne organique telle qu'ils se dirigent vers
des appareils susceptibles, d'après leur organisation,
de porter vers le siége de la décomposition des éléments de modération à l'acte décomposant et des
éléments de réparation aux parties qui se décomposent, on concevra, même avec l'idée de fermentation
celle de la reconstitution organique individuelle.

Ainsi, des courants résultant d'un siége de décomposition peuvent entretenir la vie au sein d'une
chaîne organique continue circulaire moyennant certains éléments matériels de reconstitution, de même
que, lorsqu'une chaîne organique n'est plus continue, ils peuvent çà et là engendrer de nouvelles vies
(infusoires, vers, etc.), en rencontrant des éléments
matériels encore vivifiables (générations spontanées).

Ces considérations nous conduiront à la conception et à la définition de la vie et de la génération.

La vie à l'état de simplicité, c'est-à-dire *la vie végétative, serait l'état d'un corps organique au sein*

*duquel s'opère un mouvement général de décomposi-
tion, mettant en jeu des courants électriques propres
à attirer vers les points qui se décomposent des matériaux à la fois excitateurs et modérateurs de l'acte de
décomposition et réparateurs de ses résultats, et souvent encore à animer des appareils contractiles susceptibles de pousser ces matériaux vers les points qui
se décomposent.*

La vie plus compliquée, *la vie de l'animal, serait
l'état d'un corps organique au sein duquel s'opère un
mouvement général de décomposition, mettant en jeu
des courants électriques propres non-seulement à attirer vers les points qui se décomposent des matériaux
à la fois excitateurs et modérateurs de l'acte de décomposition et réparateurs de ses résultats et à les y
pousser au moyen d'appareils contractiles, mais encore à exciter en ce corps un principe spécial protec-
teur qui, d'après cette excitation, a conscience de la
vie et des agents extérieurs qui peuvent la modifier, et
qui, au moyen d'un appareil locomoteur où il envoie
les courants qui l'ont excité, réagit sur ces agents modificateurs de manière à les faire servir à l'entretien
de cette vie.*

*La génération serait le résultat de la mise en jeu,
au sein d'un corps organique (spore, œuf, germe) décomposable et muni de matériaux de réparation, de
courants électriques qui, en se traçant dans ce corps
une route, l'y organisent au moyen de décompositions
et de nouvelles combinaisons, de manière à la rendre
permanente (système nerveux), et de là président pro-*

gressivement, par influences attractives exercées sur les matériaux de réparation, à l'organisation vivante de ce corps, d'après un type particulier résultant et de la spécialité du fluide électrique lancé (paternité) et de la qualité matérielle (maternité) du corps soumis à la propagation et à l'organisation.

Nous avons invoqué, dans les actes sensitifs, absorbants et sécrétants, la spécialité des agents de l'impression ; dans l'acte de génération dont il est ici question, c'est la spécialité de l'agent propagateur et vital, ainsi que celle du corps qui est soumis à son animation, que nous invoquons. On ne pourrait comprendre, sans cela, les variétés organiques qui sont innombrables dans la nature ; et nous devons répéter, à ce sujet, que les différences matérielles dans les parents, tout en conservant le type électrique commun à tous les corps, doivent cependant nécessairement imprimer d'un côté à la matière fécondante et de l'autre côté au gemme des particularités telles, que, s'il n'y a pas entre leurs éléments constitutifs certains accords électriques déterminés, la fécondation n'aura pas lieu. En effet, si, par exemple, la molécule constituante A du sperme, au lieu d'influencer électriquement une molécule A' manquant au gemme, et qui devrait s'y trouver pour qu'il y eût accord entre la vitalisation et l'organisation, influence la molécule B, il n'y aura plus là cet accord déterminé par les lois de la nature pour que puisse s'effectuer la vitalisation spéciale au gemme ; et alors il y aura en celui-ci perturbation matérielle, quelquefois produit monstrueux et le plus souvent décomposition, sans la réparation qui tendrait à la formation de l'individualité.

Le type individuel résultera évidemment, dans tout le cours de la vie, de la particularité génératrice, et fera dès-lors presque toujours manifester des signes d'hérédité (ressemblances, tempéraments, constitutions, maladies héréditaires, etc.).

Quant aux courants primitivement lancés, ils s'entretiendront par la modalité de la vie telle que nous l'avons conçue plus haut, c'est-à-dire par une sorte de contagion à résultats incessamment réparables. Ces courants, malgré la spécialité inhérente à chaque corps impressif venu du dehors et à chaque constitution individuelle, seront toujours électriques, c'est-à-dire feront toujours partie du type commun : la preuve en est dans les phénomènes de contractilité qu'ils vont animer, et qui ne varient chez les individus que sous le rapport de l'énergie, quoique les impressions qui fournissent le fluide animateur de la contractilité soient très variées en qualité.

D'après la manière dont nous avons conçu la vie et la génération, on a sans doute pressenti quel peut être, sous le rapport physique et physiologique, le rôle général de l'appareil nerveux, de cet appareil qui paraît appelé à entretenir les mouvements plus ou moins proportionnels de décomposition et de recomposition. Selon moi, l'appareil nerveux, considéré dans sa généralité, serait un appareil électrique absolument comparable à une pile voltaïque, à une pile voltaïque qui mettrait en jeu des mouvements de décomposition et, par antagonisme électrique, de recomposition.

Toutefois, pour bien saisir ce rôle général, déterminons ce que c'est qu'une pile :

D'après Volta, l'essence de la pile réside dans le contact de deux conducteurs de nature différente. D'après MM. Becquerel et de Larive, elle réside dans les actions chimiques qui s'exercent à la surface libre de ces conducteurs. D'après M. Pelletan, elle consiste dans ces deux faits. Pour moi, l'élément essentiel de la pile est dans un conducteur électrisé positivement d'un côté et négativement de l'autre; et je le démontre :

Supposez une plaque zinc enclavée sans intermédiaire entre deux plaques cuivre : il n'y aura pas là de pile, il n'y aura pas d'effet électrique produit; l'équilibre électrique sera parfaitement maintenu. Enlevez à ce système une des deux plaques cuivre, vous aurez, par rapport à la plaque zinc, d'un côté, un élément impressif cuivre d'une certaine qualité électrique, et d'un autre côté un élément impressif air d'une autre qualité que celle du cuivre; vous aurez là une pile : des dégagements galvaniques auront lieu, comme le prouvent les expériences. Cette pile sera peu puissante, parce que l'air, en s'appliquant sur la surface libre du zinc, n'y produit pas une action électrique chimique ou physique très puissante, antagoniste à l'impression de la plaque cuivre. Mettez, à la place de l'air, de l'eau acidulée, et l'effet électrique antagoniste sera des plus grands. Cette eau tendra à oxyder la face zinc : or il résulte des expériences de

M. Pouillet que l'oxygène, en se combinant, devient électro-positif et rend électro-positif l'oxyde formé, tandis que le corps combustible dégage par le point opposé à celui qui a été oxydé de l'électricité négative. Eh bien! ici, l'oxyde produit à la surface libre zinc attire de cette surface l'électricité positive, tandis que l'électricité négative est repoussée vers la plaque cuivre, la traverse et va manifester sa présence sur la face opposée de cette plaque, au pôle dit négatif.

De plus, par le contact des deux métaux, l'électricité positive tend à se porter du côté du pôle zinc, tandis que l'électricité négative tend à se porter du côté du pôle cuivre. Il y aura donc de la part du fluide électro-positif, porté vers le pôle zinc, une double cause de vitesse : d'un côté, l'impression chimique électro-négative de l'eau acidulée ; d'un autre côté, l'impression physique du cuivre, qui ne peut être qu'électro-positive (notons ce point qui concorde avec la théorie de la polarité atomique d'Ampère), puisque le fluide électro-négatif est, au sein de cette plaque, repoussé loin du point du contact des deux métaux. Voilà donc notre élément zinc entre deux éléments impressifs de qualité contraire.

Mais il y a autre chose à considérer ici : c'est que le cuivre reçoit aussi l'impression de l'eau acidulée, et qu'il semble dès-lors qu'il doive y avoir tendance à la neutralisation des effets chimiques obtenus, de l'autre côté, sur la plaque zinc. Cette tendance peut exister ; mais le résultat aura-t-il lieu ? Si l'on considère que le zinc et le cuivre sont inégalement conducteurs, et que le cuivre est moins oxydable

que le zinc, on comprendra immédiatement le phénomène de pile tel qu'il a lieu , et l'on comprendra
même que l'eau acidulée ne doive presque pas avoir
d'influence chimique sur la face libre cuivre : en effet,
en vertu de l'envoi qui est fait , par la plaque zinc à
la plaque cuivre, d'un fluide électro-négatif beaucoup
plus abondant que celui qui devrait émaner de
l'action de l'eau acidulée sur la face libre cuivre ,
cette face libre doit offrir la même polarité que
l'oxygène de l'eau acidulée ; d'où, nulle action chimique ne peut s'y passer. Aussi l'on remarque que ,
pendant l'action de la pile, l'eau acidulée se charge
de beaucoup de zinc et d'une quantité extrêmement
faible de cuivre.

Enfin , si nous en appelons à la théorie de
MM. Becquerel et de Larive , nous aurons à remarquer que ce seront les éléments électro-positifs ou
non oxygénés du liquide dont l'électricité se sera
aussi décomposée qui se porteront vers la face
cuivre, tandis que les éléments oxygénés ou électro-
négatifs de ce liquide se porteront vers la plaque
zinc où ils pourront facilement opérer des combinaisons ; d'où encore il ne sera pas étonnant que la
face cuivre ne s'altère pas , tandis que la face zinc
s'altérera et se dissoudra très rapidement.

On voit par tout cela qu'il ne faut pas considérer
le métal zinc comme étant électro-positif par rapport
au métal cuivre, quoiqu'il donne le pôle positif, ni
le métal cuivre comme étant électro-négatif par rapport au métal zinc, quoiqu'il donne le pôle négatif ;
mais qu'il faut au contraire , en venant à l'appui de

la théorie ingénieuse de la polarité électrique des atomes par M. Ampère, considérer à ces métaux une qualité électrique intrinsèque inverse à celle qu'on leur reconnaît généralement. Evidemment le cuivre attire l'électricité négative du zinc, et le zinc l'électricité positive du cuivre : le premier est donc électro-positif par rapport à l'autre.

De plus, nous avons à remarquer que l'action de la pile est complexe, physique et chimique ; mais qu'en réalité son essence consiste dans l'application de deux fluides contraires chacun à un bout différent d'un même conducteur, de manière à multiplier en celui-ci les causes de vitesse et de force des courants.

Dans la pile ordinaire le conducteur en question c'est le zinc, parce qu'il est le plus oxydable et parce qu'étant le plus oxydable il prend sur lui toute l'action chimique de la pile, et neutralise ainsi les tendances du cuivre à l'oxydation ; d'où le cuivre conserve toute sa qualité électro-positive intrinsèque, et devient un adjuvant multiplicateur de l'influence chimique de l'eau acidulée sur la face zinc. Alors se conçoivent les effets électriques si puissants de la pile, qui en outre a pour éléments et la chaleur provenant de l'action chimique et du passage des courants à travers des métaux inégalement conducteurs, et la décomposition de l'électricité naturelle du liquide acidulé qui devient lui-même une pile en présence d'un impressif électro-positif pôle zinc et d'un impressif électro-négatif pôle cuivre.

Si l'on venait à supposer dans la pile une alimenta_ tion continuelle d'eau acidulée et de zinc, on aurait peut-être une image parfaite de la vie. Examinons toutefois les rapports que j'ai dit exister entre une pile et le système nerveux considéré dans sa généralité.

Comme je l'ai fait voir, l'agent impressif interne est plus électro-positif que l'agent impressif externe qui est très souvent d'une manière absolue électro-négatif (atmosphère électro-négative, froid, obscurité, impression des acides, fibre musculaire, etc., etc.). On peut même dire que si l'impressif interne, calorique du sang, est toujours plus élevé en degré que l'impressif externe calorique de l'atmosphère, le système nerveux qui est inégalement conducteur est déjà, sous le seul rapport du calorique qui l'impressionne, une pile thermo-électrique.

Quoi qu'il en soit, l'agent impressif interne est électro-positif, il agit surtout par action chimique ; il nous représentera, quoique de qualité électrique inverse à celui de l'eau acidulée, l'action de cette eau s'exerçant sur la plaque zinc. D'autre part, comme l'a fait observer Rolando, un appareil nerveux mauvais conducteur formé de substance grise, adossé partout, et souvent à la manière d'une pile voltaïque, à un appareil bon conducteur formé de substance blanche, indique une disposition incontestablement influente sur un mouvement de fluide électrique.

La substance grise, recevant dans ses vaisseaux beaucoup plus de sang et dans sa composition organique beaucoup plus d'éléments du sang que la substance blanche, recevant même des éléments globuleux, me semble devoir être en masse électro-po-

sitive par rapport à la substance blanche ; et quand
même cela ne serait pas, du moins il est des actes qui
doivent produire ce résultat : 1° les impressions périphériques qui sont, au moins la moitié du temps,
électro-négatives, et à peu près toujours moins électro-positives que les impressions internes ; 2° les impressions électro-négatives de la fibre musculaire sur
les extrémités nerveuses musculaires ; 3° l'action du
principe animal voliteur capable de ménager la force
du courant électro-positif dans son passage de la
pulpe grise à la pulpe blanche, et par conséquent en
même temps celle du courant électro-négatif dans
son passage de la pulpe blanche à la pulpe grise.

La pulpe blanche doit donc être considérée comme
jouant le rôle impressif de l'élément cuivre de la pile,
soit par antagonisme de contact, soit par antagonisme
de fonction, soit enfin par défaut d'actions chimiques notables à sa périphérie ; au lieu que la pulpe
grise chargée de sang, et siége de l'action chimique
principale, jouera par rapport au système nerveux
le rôle que joue la plaque zinc par rapport à la pile.

L'organisme considéré dans sa généralité est donc
une pile électrique dans laquelle les deux substances
grise et blanche forment le couple, dans laquelle
l'action nutritive du sang, surtout opérée sur la substance grise, forme l'impression chimique principale,
et dans laquelle les actions animales constituent en
général des multiplicateurs de l'influence de la substance blanche sur la substance grise, et par conséquent de l'influence impressive nutritive, et par conséquent enfin de la puissance totale de la pile.

Dans cette pile, les extrémités nerveuses ganglionnaires vasculaires sont le pôle négatif, et les extrémités nerveuses cérébro-spinales le pôle positif; aussi
M. Coudret a vu les points enflammés signaler l'électricité négative, et Pfaff s'est assuré le premier que la
surface de l'organisme normal était électro-positive.

La pile nerveuse s'est établie quand, au moment
de la fécondation, un courant électrique a pu se tracer
et s'organiser sa route au travers du gemme (organisation de la moelle épinière, qui est en effet le premier
organe formé). Par elle le mouvement de décomposition s'est maintenu dans l'organisme, et par elle les
courants irradiés des points de décomposition ou bien
ont attiré, par polarité électrique inverse, des éléments réparateurs, ou bien se sont répandus dans
des appareils contractiles propres à conduire les éléments réparateurs et en même temps modérateurs
normaux de l'acte de décomposition vers les foyers
de la décomposition.

C'est là, je crois, tout ce que l'état de la science
permet de dire sur la génération, sur l'organisation
et sur la vie. Il est des points non élucidables dans
la question : ce sont ceux qui concernent la cause
première de l'organisation, c'est-à-dire le principe
qui a voulu qu'il y eût un rapport tel entre l'électricité et la matière qu'il pût surgir de leur conflit la vie
et même l'animalité. Ce principe, c'est la volonté di-
vine ou créatrice : elle a commandé ce rapport, et ce
rapport a été. Pour nous, nous n'avons qu'à reconnaître ce fait immuable, et nous contenter de faire des
comparaisons entre ce que nous savons de la matière

inorganique et ce que nous observons dans la matière organique, afin de démêler en celle-ci les faits physiques de ceux qui seront toujours inaccessibles à notre intelligence. Contentons-nous, autrement dit, de ramener la causalité à sa plus simple expression, c'est-à-dire au point où les lois physiques doivent faire défaut aux explications.

CHAPITRE XV.

Discussion sur l'identité du fluide nerveux et du fluide
électrique.

Je viens d'exposer de nouveaux points de doctrine
qui rendent compte de la plupart des grands phénomènes vitaux dont l'essence était, jusqu'ici, restée
méconnue en physiologie. S'il reste encore quelques
faits à désirer comme confirmation de ceux qui ont
servi de base aux théorèmes exposés, on doit cependant logiquement considérer ces derniers comme
suffisants si, en les admettant avec les probabilités
imposantes que, d'après l'analyse, je leur ai reconnues, on arrive à la solution des principaux problèmes en question.

En tout ce que j'ai énoncé, je ne me suis fondé
sur aucune hypothèse ; je suis parti de déductions
ressortant des lois physiques et de faits physiques.
Les déductions sont incontestables ; les faits ne sont

pas encore aussi nombreux qu'on les voudrait : soit, mais ils existent ; ils sont avérés et, concurremment avec les lois admises en physique, ils viennent admirablement rendre compte d'une foule de phénomènes que les diverses hypothèses jusqu'ici mises en avant par les savants n'ont pas pu suffisamment expliquer.

Ainsi, j'ai d'abord mis en avant des faits avérés relatifs à la transmission nerveuse que, d'après ces faits, j'ai dû juger inégale dans les divers points de l'appareil nerveux ; j'ai établi leur rapport avec l'électricité, dont j'ai théoriquement démontré le dégagement et la circulation sur les extrémités et dans les cordons nerveux, alors que les faits d'expérimentation physique avaient déjà démontré l'existence des courants ; et c'est d'après la manière dont ce fluide devait naturellement circuler à travers le plus ou le moins d'obstacles, à travers le plus ou le moins de points de substance hétérogène qu'il rencontrait dans le système nerveux, que je suis arrivé à la solution des problèmes si importants de stimulation, de sédation, de révulsion, de sommeil, de veille, de contraction, de calorification, de nutrition, de tonicité, d'absorption, de sécrétion, de génération, de vitalité, etc.

Comme on le voit, je n'ai rien emprunté à l'inconnu. Je puis m'être adressé à des données qui peuvent avoir encore besoin de l'aide de quelques faits pour sortir de la sphère des probabilités ; mais, autant que possible, j'ai ajouté de nouvelles preuves à celles qui existaient déjà. C'est ainsi, par exemple, que je me

suis attaché à déterminer la nature des impressions,
point fondamental de doctrine qui me paraît con-
sacrer à jamais l'alliance intime ou peut-être l'identité
du fluide électrique et du fluide nerveux, et le con-
sacrer d'autant mieux que l'on doit se rappeler que
je n'ai eu nul besoin, dans ce que j'en ai exposé,
d'invoquer pour l'explication des autres phénomènes, mis subséquemment en question, d'autre action d'influence que celle du fluide électrique considéré d'après ses propriétés connues en physique.

Je n'ai pas confondu, dans les théories que j'ai
produites, ce qui est du ressort du principe animal
et ce qui est du ressort du principe vital ou végétatif. Aucune des lois, aucun des faits relatifs à la
matière inerte ne saurait rendre compte des facultés
et des fonctions de l'âme; et comme toute explication
physiologique, pour être une explication, ne peut se
déduire que de faits physiques déjà connus, c'est-à-
dire de faits résultant des lois de la matière inerte,
il est de toute impossibilité, en physiologie, d'appro-
fondir la causalité des effets attribués au principe
animal, tandis que, peut-être, l'appréciation des lois
physiques peut jeter de vives clartés sur la causalité
des effets attribués à un principe dit vital.

Barthez avait tellement senti cela en créant cette dernière dénomination, qu'il n'y avait pas attaché le sens
d'un principe particulier, d'une entité spéciale; il ne
donna ce nom de principe vital qu'à une abstraction
qui résumait en elle tous les effets vitaux quelle que
pût en être la cause, une ou multiple, matérielle ou
immatérielle : il ne donna, autrement dit, ce nom

qu'à un x algébrique représentant un agent d'une nature indéterminée. Barthez voyait en effet, sans doute, dans les actes vitaux, des phénomènes qui offraient une foule de points d'analogie avec les phénomènes physiques ; et , en prudent philosophe, au lieu d'agir comme Stahl et Vanhelmont, au lieu d'en appeler à une hypothèse, il l'esquivait habilement par une simple formule.

Barthez n'eut qu'un tort à ce sujet, ce fut de prescrire qu'il fallait bien se garder de pénétrer la nature et le mode d'action de son principe indéterminé, parce qu'on ne le peut, disait-il, que par des hypothèses qui détruiraient toute science physiologique. Ce tort est grave; car des effets qui peuvent être conçus résulter uniquement d'actions attractives ou répulsives, de compositions ou de décompositions chimiques, etc. , s'exerçant entre divers éléments matériels, telles que sont les actions qui s'opèrent au sein des êtres soumis au mouvement simplement végétatif, doivent nécessairement donner lieu à des recherches relatives à leur causalité. Le but de la science théorique est, ai-je dit, de réduire, d'après des faits, la causalité à sa plus simple expression. Eh bien! si, dans les phénomènes végétatifs, les actes paraissent n'émaner que de collisions matérielles, il est clair qu'au lieu de s'abstenir, c'est vers la qualité des actions chimiques ou physiques en question qu'il faut simplement remonter, par voie d'analyse.

Mais, disons-le, Barthez écrivait il y a 40 ans, alors que les sciences physiques recevaient à peine l'impulsion qui devait les faire sortir de l'enfance , et Bar-

thez était frappé des abus dans lesquels les idées pré-
conçues de ses prédécesseurs avaient entrainé la
physiologie. Sous ce rapport, son excès de prudence
est concevable ; mais, évidemment, il reste aujour-
d'hui sans valeur en face des progrès nouveaux des
sciences physiques.

Quoi qu'il en soit, si, d'un côté, l'âme est mise
en action d'après des impressions matérielles, et si
elle prend des déterminations pour réagir sur des
corps matériels ; si, d'un autre côté, cette âme, siégeant dans des organes centrals qui la protégent,
n'est pas en rapport direct avec les corps matériels
objets d'impressions ou de réactions, et s'il existe
dans la nature un fluide capable de transmettre à
distance et instantanément l'influence du centre de
l'économie sur ces corps, et celle de ces corps sur le
centre de l'économie ; si enfin ce fluide est reconnu,
positivement par démonstration déduite des lois de
la physique, et analogiquement par le fait, circuler
dans les nerfs, soit par effet impressif, soit par effet
volitif, on ne pourra douter que l'âme n'utilise ce
fluide pour l'accomplissement de ses actes sensitifs
et volitifs ; puis, on ne pourra douter que, dans les
points où cette âme ne manifeste pas sa présence par
les effets que l'on sait lui être spéciaux, et où cependant la présence du fluide électrique est suffisante à
l'explication des phénomènes vitaux qui s'y passent,
on ne pourra douter, dis-je, que ce dernier ne suffise réellement à l'accomplissement de ces derniers
phénomènes. Il est certain, en d'autres termes, que,
relativement à un très grand nombre de faits vitaux,

le fluide électrique peut prendre la place du principe indéterminé, de l'x algébrique de Barthez.

Il faut dire maintenant qu'il était tellement nécessaire que le principe animal fût distinct du principe végétatif, qu'en supposant le premier également présent, avec sa faculté essentielle, la sensibilité, dans tous les points de l'économie où l'on sait que se trouve présent le second, il serait sans cesse en butte à des sensations extrêmement vives, d'après lesquelles on n'ignore pas que, par nature, il eût été constamment en souffrance; je veux parler des sensations qui auraient été constamment le résultat des impressions chimiques de la vie nutritive. Eh bien! en supposant, au contraire, comme intermédiaires entre lui et les corps matériels, les courants d'un fluide susceptibles d'être arrêtés ou modérés par des obstacles, et en supposant ces obstacles tels qu'ils existent dans l'appareil nerveux ganglionnaire, il est clair que le principe animal se trouverait parfaitement protégé, et qu'en outre il serait parfaitement distinct du principe vital ou végétatif, c'est-à-dire de ce principe qui préside aux collisions chimiques qui s'opèrent sans cesse au sein de la vie nutritive.

Maintenant, déterminer comment il se fait que le fluide électrique impressionne le principe animal de manière à le rendre sensible, et comment, dans la volition, celui-ci met en mouvement ce fluide électrique, c'est ce qu'il est impossible de faire en invoquant les lois de la physique: là, se trouve l'inconnue de la science; là, commence le domaine du principe animal. Ce qui paraît certain, c'est que le principe ani-

14

mal a besoin du fluide électrique ou d'un autre fluide que lui-même pour sentir; c'est que, pour faire mouvoir des molécules ou des fibres contractiles, il a besoin de trouver quelque part en réserve une certaine quantité de ce même fluide.

Il est clair que s'il est immatériel, comme on le croit généralement, et comme d'ailleurs ses effets inexplicables d'après les lois physiques portent à le croire, il est clair, dis-je, qu'il ne saurait être lui-même le producteur du fluide électrique que l'on sait être toujours le produit de collisions physiques. Le fluide électrique, circulant avec les courants nerveux ou bien les constituant, n'aurait donc, relativement au principe animal, aucune dépendance d'origine. Bien plus, le temps du sommeil, c'est-à-dire le temps pendant lequel le principe animal semble le plus *passif*, serait celui où précisément le fluide électrique s'isolerait le mieux et se concentrerait le mieux dans l'économie, de manière à rendre, après ce sommeil, ce principe animal plus à même de le dépenser. Comment concilier ici l'état passif, l'état de repos, de stupeur du principe animal avec une prétendue activité reproductrice du fluide électrique ou même du fluide nerveux (en cas que ces deux fluides ne soient pas identiques)?

Mais, dira-t-on, si le principe animal devient plus apte après la reconstitution et la concentration de l'influx électrique, ne serait-il pas ce fluide électrique lui-même? Non; car, outre que dans cette hypothèse tous les corps de la nature seraient sensibles, toutes les parties vivantes le seraient conséquemment aussi:

or, il est des faits qui infirment positivement ce dernier point. 1° Après la section d'un de nos nerfs, le tronçon inférieur de celui-ci, faisant encore partie de nous-même, ne témoigne pas de sensibilité qui lui soit propre : il est cependant hors de doute qu'il ne soit électriquement affecté par les corps impressifs dont il reçoit l'application. 2° Les nerfs de la vie végétative ne sentent pas normalement ; ils paraissent sentir, s'ils sont irrités ou enflammés (Bichat, M. Brachet), mais ce n'est qu'à la condition que leur communication avec l'axe cérébro - spinal ne sera pas rompue (MM. Brachet et Berutti).

Enfin, avec ces deux dernières données , nous irons bien plus loin : nous inférerons que, même en supposant que le fluide nerveux soit distinct du fluide électrique, il ne saurait être cependant confondu avec le principe animal ; nul doute, en effet, que ce fluide ne circule dans les nerfs de la vie végétative, où, comme nous venons de le voir, il ne serait pas sensible par lui-même.

Je laisse maintenant à penser si ce fluide nerveux, ne produisant, comme l'électricité , d'autres effets que des effets d'attraction , de répulsion , d'actions chimiques, etc., et point d'effet de sensibilité , de pensée, d'intelligence, etc. , et, comme je l'ai fait voir dans ces considérations , laissant expliquer la plupart de ses actes par l'application des lois relatives au fluide électrique, n'est pas ce fluide électrique lui-même.

Jusqu'ici, j'ai à peine affirmé : je n'ai amassé que de nouvelles probabilités ; j'ai fait un pas de plus

vers le point où doit éclater l'affirmation, et je ne
doute même pas que, dans presque tous les esprits,
l'examen de tant de traits d'analogie ne fasse établir
une conviction réelle en faveur de l'identité. Les
premiers arguments en faveur de l'identité ont résulté
déjà, dans la science, de diverses considérations et
d'un grand nombre de faits ; mais quelques objections les ont restreints, aux yeux des physiologistes,
à des arguments de simple analogie. Je rapporterai,
d'après Dugès, M. Calmeil et autres, les arguments
sur lesquels on peut appuyer l'opinion de l'identité,
et après j'examinerai la valeur des objections qui
lui ont été opposées ; si je renverse ces objections, le
problème de l'identité sera définitivement résolu.

1° La promptitude d'action de l'agent électrique
répond à merveille à celle des phénomènes de transmission qui se passent au sein du système nerveux.

2° L'électricité de nos machines hâte singulièrement la germination et la végétation ; donc elle augmente l'activité vitale en augmentant la dose de l'a-
gent qui la produit.

3° Les causes d'excitation se ressemblent : ce sont
des actions physiques ou chimiques qui mettent en
jeu l'électricité et l'agent vital.

4° Le galvanisme établit, dans le mercure, des
mouvements de translation ou courants circulaires
(Serrulas), ou des palpitations (Nobili), courants qui
présentent la plus grande analogie avec ceux que
paraissent suivre les molécules constituantes et les
globules du sang, lors de la formation du poulet et
de l'établissement de la circulation (Delpech et Coste),

palpitations qui rappellent celles du cœur (Geoffroy Saint-Hilaire).

5° L'agent électrique et l'agent vital produisent également d'une manière directe des phénomènes d'élévation de température, d'expansion, de compositions et décompositions chimiques , etc.

6° L'application de l'électricité provoque des sensations.

7° Elle excite de violentes convulsions dans les muscles d'un animal vivant ou mort depuis peu de temps.

8° Il se dégage de l'électricité, si l'on met en contact une portion de nerf et une portion de muscle.

9° La disposition des fibres nerveuses extrêmes , relativement aux fibres musculaires , s'accorde avec l'idée qui admettrait l'animation de la contraction par l'électricité.

10° L'électricité peut exister à l'état libre dans l'économie, puisque certains poissons étourdissent leur proie au moyen de décharges reconnues électriques.

11° Chez ces poissons, l'incitation de la volonté et la présence du cerveau ont activé manifestement la production du fluide électrique.

12° L'application de l'électricité peut provoquer la défécation et l'érection du pénis, rétablir le cours de la digestion interrompue par la section du pneumogastrique, activer les sécrétions, et remédier à des paralysies de la sensibilité et du mouvement.

13° Sur le cadavre, l'électricité semble suppléer l'agent nerveux en augmentant l'endosmose et l'exosmose (Dutrochet , Fodéré).

14° Vassali - Eandi et Bellingeri ont constaté dans le sang, l'urine, la bile de divers animaux vertébrés, de l'électricité libre, de manière à pouvoir déterminer, à l'aide de conducteurs, des contractions dans une cuisse de grenouille.

15° Enfin, à l'aide du galvanomètre, M. Donné a pu constater, dans le corps vivant (et Matteucci s'est assuré qu'il n'en était point ainsi pour le cadavre), des courants électriques allant de la peau aux membranes muqueuses, du foie à l'estomac, etc. Déjà l'on avait expliqué l'efficacité de l'acupuncture par de semblables courants mutuellement neutralisés, comme l'électricité atmosphérique par le paratonnerre; et M. Coudret, Pfaff ont recueilli de l'électricité s'échappant des surfaces.

Malgré ces nombreux arguments, les physiologistes n'ont pas osé se déclarer pour l'identité; plusieurs l'ont niée : pour moi, ainsi qu'on l'a vu dans cet ouvrage, c'est en considérant la nécessité de la présence de l'électricité dans le système nerveux, à la suite des impressions, que je suis arrivé à l'explication des phénomènes vitaux. Par cette voie j'ai pénétré à peu près partout : je me suis rendu compte des phénomènes d'excitation et de sédation; j'ai fondé la théorie de la loi de balancement, si fondamentalement importante en pathogénésie; j'ai donné la solution du problème du sommeil et de la veille, c'est-à-dire des aptitudes animales, sous l'influence des actions végétatives; j'ai expliqué les phénomènes de contractilité; j'ai éclairé le théorème de la vie végétative dans ses actes d'hématose, de nutrition, d'absorption et de sécrétion ; j'ai reconnu toutes les sources de la chaleur animale, et fait ressortir les causes de ses variations ; j'ai dit ce que c'était que la tonicité ; et enfin, j'ai défini la génération, la vie et le rôle général de l'appareil nerveux. Plus tard encore, à la fin de cet ouvrage, les mêmes nécessités électriques nous conduiront à l'appréciation des phénomènes morbides d'irritation, d'inflammation, d'asthénie, de fièvre, de continuité, d'intermittence, etc. Tant de résultats obtenus par la consideration des nécessités électriques fondent, ce me semble, la démonstration la moins récusable de l'identité du fluide nerveux et du fluide électrique. S'il est des esprits qui ne s'en contentent pas, et qui, d'après la considération de certaines objections, ne veulent admettre qu'une analogie entre les deux agents, cela importe peu pour les théories que j'ai exposées, pourvu que l'on admette que les agents impressifs agissent sur le fluide nerveux comme s'il avait des propriétés analogues à celles du fluide électrique, ce que personne ne contredit. Mais, comme c'est dans l'essence de la vérité qu'il faut pénétrer à tout prix et non dans la simple connaissance d'une analogie toujours dubitative, si les esprits en question ne sont retenus, pour avoir la conviction de l'identité, que par la considération des objections diverses émises à ce sujet par les savants, je me charge de les convaincre en renversant les obstacles dont ils se couvrent : ces obstacles n'ont pas de base, et je le prouve immédiatement en réfutant leur exposé à mesure que je le reproduirai.

1° Cette première proposition concerne les quatre premiers arguments exposés plus haut en faveur de l'identité.

« Les quatre premiers arguments ne prouvent, dit Dugès (1), que de la ressemblance entre l'agent vital et l'électrique, et démontrent dans ce dernier un puissant excitant du premier. »

Ceci est plutôt un doute qu'une objection : j'y réponds cependant.

L'électricité, de votre aveu, hâte la germination et la végétation, c'est-à-dire, active le mouvement de composition et de décomposition nutritives du végétal, de manière à le faire développer et croître. La question serait de savoir si, dans ce cas, l'électricité ne fait que pousser l'agent vital à mieux accomplir sa fonction, ou si elle vient à son aide de manière à agir exactement comme lui pour l'accomplissement de la fonction. Eh bien ! il est impossible que, toutes les fois que l'agent vital est excité par une impression quelconque, il ne se développe en même temps sur le corps impressionné, par le fait même de l'impression, de l'électricité ; il est impossible que cette électricité ne circule avec lui dans le végétal, car le végétal est bon conducteur ; et enfin il est impossible qu'au moyen de cette électricité il ne se développe, dans le corps en question, des phénomènes de calorification, d'attraction, de composition, de décomposition chimiques, etc., c'est-à-dire, des phénomènes analogues à ceux que peut aussi pro-

____

(1) *Traité de physiologie comparée*, tome I, page 61.

duire, selon vous, l'agent vital. L'électricité ne se bornera donc pas à pousser l'agent vital à l'exécution des actes végétatifs, elle y concourra directement elle-même ; et, si elle y concourt directement, si, en d'autres termes, elle se surajoute à l'agent vital ou végétatif pour remplir la même mission que lui, elle deviendra dès-lors agent vital ou végétatif elle-même. Comme il en sera ainsi dans toutes les actions vitales ou végétatives, celles-ci étant le résultat de collisions physiques ou chimiques, l'électricité devra faire toujours l'office d'agent vital ; et, je le répète, étant susceptible de produire les mêmes effets que l'agent vital, elle n'en sera pas un simple excitant. Maintenant, voulez-vous deux agents vitaux ? soit ; ils vous sont accordés : mais avouez que parmi eux un seul bien connu suffit à l'explication des phénomènes dont vous cherchez l'explication, puisqu'il est un agent de la même valeur que l'autre ; et de cet aveu naîtra, chez vous, l'affirmation de l'identité.

Enfin, l'on peut donner pour dernière réponse à l'objection, s'il y en a une ici, qu'établir une objection en disant que l'électricité peut n'être qu'un excitant de l'agent vital, c'est donner à croire que l'on connaît l'essence de l'excitation ; et personne ne l'a déterminée, que je sache, avant moi.

Ainsi, contrairement à la manière de voir de Dugès, on peut dire que si, d'un côté, le fluide électrique se transmet, à la manière du fluide vital, dans les nerfs, et s'il va exciter l'action végétative, et si, d'un autre côté, dans l'économie, l'agent vital manifeste ses effets d'influence sur l'acte végétatif, à la suite de

collisions physiques ou chimiques, si enfin les courants du sang ressemblent à ceux du mercure soumis
à l'action galvanique, c'est que le fluide nerveux ou
vital est identique au fluide électrique.

2° Par rapport aux commotions et aux contractions musculaires, Dugès en appelle au même argument. L'électricité est, selon lui, un vigoureux stimulant qui pénètre aisément et traverse les ramifications nerveuses et le système musculaire, et qui peut
y mettre en jeu une sensibilité, une contractilité di-
minuées, mais non absolument éteintes; car d'autres excitants produisent des effets semblables.

On peut répondre à cela par ces considérations :

Après la mort, des contractions du même genre
s'effectuent, sous l'influence galvanique; et les observations microscopiques de MM. Edwards, Valentin,
Emmert, Prévost et Dumas relativement à la disposition, dans les muscles, des anses nerveuses par rapport aux fibres musculaires, et en conséquence de
ce fait les conclusions de M. Edwards et de MM. Prévost et Dumas relativement au mécanisme de la
contraction, prouvent suffisamment que la contraction peut être le résultat d'un phénomène électrique.
J'ai moi-même prouvé la possibilité du même concours de cet agent, dans le cas où les extrémités nerveuses, au lieu d'être disposées en anses, seraient
disposées en réseau au sein des muscles, comme
dit l'avoir vu Schwann.

De plus, l'on sait que les muscles, après des contractions artificielles violentes, perdent, sur le cadavre, la faculté de se contracter, pour la reprendre

plus tard, par le repos. Eh bien! pense-t-on qu'ici, dans ce cadavre, dans ce corps privé de vie depuis quelque temps, l'influx vital qui s'était épuisé, qui évidemment n'existait plus, puisqu'il ne donnait plus de manifestation de son existence depuis les secousses artificielles qu'avait éprouvées le cadavre, que cet influx vital, dis-je, s'est restauré par le repos, a repris sa vie, au point d'être encore propre à être excité par le fluide électrique? Une telle pensée serait absurde, et ne ferait rien moins que porter à croire qu'un cadavre tend à sa résurrection : au lieu que je vais faire voir bientôt qu'un phénomène tout-à-fait physique et même électrique peut ramener l'aptitude du nerf transmetteur à transmettre encore de l'électricité.

Enfin, l'objection ne sera pas plus soutenable si l'on énonce que d'autres excitants que l'électricité peuvent faire opérer des phénomènes de contraction. Il n'est pas, en effet, un seul corps excitant ou autre dont l'impression ne doive pas produire du fluide électrique éminemment apte à pénétrer et à influencer, d'une manière quelconque, le système nerveux et l'organisme. Quoi de plus simple dès-lors que de concevoir que, lorsque l'application d'un excitant sera la cause d'une manifestation contractile, cette manifestation ne soit due qu'à l'influence directe du fluide électrique produit de l'impression excitante en question !

3° « L'électricité, rapporte M. Calmeil (1), peut

____

(1) *Dictionnaire de médecine*, deuxième édition, article *Système nerveux*.

n'être qu'un moyen de défense chez certains poissons. En supposant qu'elle fût chez eux l'agent de la sensibilité et du mouvement, il ne s'ensuivrait pas qu'elle agît de la même manière chez l'homme dépourvu d'appareil électrique. Le système nerveux qui influence toutes les sécrétions peut exciter chez eux des dégagement électriques. »

Il n'y a pas ici d'objection contre l'identité, il n'y a tout au plus d'objection que contre la justesse de la comparaison invoquée. Mais il n'en reste pas moins certain, d'après le fait, que le fluide électrique peut normalement circuler dans l'économie vivante, en y restant renfermé dans un appareil qui ne lui permet pas de pénétrer les autres parties de l'animal qui en seraient incontestablement altérées dans le cas contraire. Et notons bien que l'appareil dans lequel peut circuler le fluide électrique de ces animaux est bien en grande partie nerveux, puisque les expériences de Galvani et de Spallanzani ont démontré l'influence du cerveau et des troncs nerveux sur la faculté électrique de la torpille. C'est ainsi que, d'après ces expérimentateurs, des décharges électriques n'ont plus lieu quand le cerveau a été lésé, ou quand les nerfs qui se rendent dans les tubes aponévrotiques des organes électriques ont été coupés.

D'un autre côté, on émet dans l'objection que l'homme est dépourvu d'appareil électrique. Oui, il est privé de l'appareil propre aux poissons électriques, appareil dont il n'avait nul besoin, puisque des décharges électriques ne devaient pas être chez lui des moyens de défense; mais qui niera que les diverses impressions, tant internes qu'externes, ne soient des causes productrices d'électricité sur les divers points du système nerveux, qui dès-lors devient un véritable appareil électrique?

4° « Si c'était de l'électricité qui agit dans les nerfs, selon Muller (1), elle ne pourrait demeurer bornée à ceux-ci, puisque le névrilème est humide et que les parties environnantes le sont également. »

Le professeur de Berlin ne considère pas qu'il suffit que la pulpe soit plus humide que le névrilème, pour que l'électricité se transmette mieux par sa continuité qu'à travers le névrilème. Celui-ci peut être humide, mais il est un des tissus mous de l'économie les plus serrés et les plus secs. D'ailleurs un conducteur solide quelconque, un fil métallique qui traverse une masse liquide, cesse-t-il d'être conducteur, quoiqu'il soit exposé à faire plus de déperditions que s'il traversait une masse sèche? On conçoit que lorsque la charge d'électricité est très forte, ainsi qu'il arrive quand elle est introduite au moyen de machines, elle puisse s'échapper en partie à travers le névrilème : le courant, allant vers les extrémités des nerfs heurter violemment des points moins bons conducteurs, occasionne un état de tension, de plénitude extraordinaires dans les cannelures nerveuses, et alors des déperditions latérales ont lieu ; mais cela ne saurait être dans les volitions ou dans les impressions normales, où la dose d'électricité mise en jeu ne peut jamais être que médiocre.

(1) *Physiologie du système nerveux*, tome I, section I, chap. IV.

Du reste, le névrilème s'oppose si bien à la déperdition, que le fluide électrique, influençant par un bout un nerf isolé, donne des signes très énergiques de son existence à l'autre bout, et en donne à peine sur les parties latérales du nerf.

D'un autre côté, nous avons vu que la charge des poissons électriques ne se perdait pas dans le tissu même des poissons, qui ne paraissent pas éprouver la moindre commotion au moment de la décharge.

D'autre part encore, d'après les expériences de M. Becquerel, si, au lieu de faire passer un courant à travers le nerf, afin de l'irriter et de produire les contractions, on le fait passer seulement dans le muscle, on n'observe pas de contractions. A peine, dit cet habile physicien, observe-t-on quelques mouvements fibrillaires. Cependant, quand le courant est intense, il peut y avoir, continue-t-il, une convulsion générale, si les filets nerveux engagés dans le muscle se trouvent sur le passage de l'électricité. Ainsi un courant de moyenne force qui pénètre le muscle n'a pas la force de pénétrer le névrilème et d'exciter le mouvement contractile, tandis qu'il l'opérait quand il était dirigé selon la longueur du nerf : le névrilème est donc mauvais conducteur par rapport à la pulpe nerveuse, et même par rapport au muscle ; pas assez, toutefois, pour ne pas être traversé par le courant, quand celui-ci est très intense.

Il est, enfin, contre le pouvoir isolant du névrilème une objection grave faite par M. Person ; elle mérite réfutation. Cet expérimentateur a tâché de démontrer qu'un courant engagé dans un nerf, au lieu de suivre ses ramifications , passe dans le muscle, dès l'instant que celui-ci lui offre un chemin plus facile. Voici sur quelle expérience il fonde sa démonstration : on prend une grenouille préparée, et on en sépare les cuisses en coupant le bassin sur la ligne médiane, puis on place l'une des jambes sur une plaque de zinc et l'autre sur une plaque de cuivre ; à l'instant où l'on fait communiquer les deux métaux , le courant s'établit. Les nerfs étant isolés sont traversés par le courant, et les deux jambes se contractent violemment. Il n'en est plus de même si l'on met en contact les cuisses l'une avec l'autre : dans ce cas, le courant passe par les muscles qui lui offrent un chemin plus court.

M. Person me paraît se tromper quand il croit que le courant passe encore, en ce dernier cas, par les nerfs : en effet, en faisant directement communiquer les deux membres , il établit une chaîne conductrice qui complète un circuit galvanique ; de telle sorte qu'un nouveau courant formé ne passe pas, comme il le croit, par les nerfs et les muscles, mais passe directement par les muscles absolument comme si les deux membres ne formaient qu'un seul muscle , ce qui fait rentrer l'expérience dans celle qui , dans la proposition précédente, est citée par M. Becquerel. L'expérience de M. Person , loin d'être probante contre la qualité isolante ou mauvaise conductrice du névrilème , la confirme donc au contraire : elle prouve que le fluide électrique éprouve moins de peine à traverser les muscles , puisque, du moment qu'il s'établit un courant passant par les muscles seulement, celui qui passait précédemment par les muscles et par les nerfs et qui, bien entendu, prenait sa source aux mêmes points, aux mêmes surfaces métalliques, n'a plus lieu. Evidemment , tout cela se passe ainsi , parce qu'un courant doit toujours préférer la voie du meilleur conducteur.

5° « Le fluide électrique, que l'on sait exister à l'état libre à la superficie du corps, peut, a-t-on dit, n'être pas affecté à l'exercice de la sensibilité. »

Je réponds qu'il est de toute impossibilité que, dans certaines circonstances , l'électricité résultat des impressions ne soit appelée à exciter la sensibilité, puisque l'application du fluide électrique des machines sur les extrémités nerveuses provoque, même à de très faibles doses, la sensation, et puisque les nerfs sont , en général, de bons conducteurs du même agent.

6° « Comment la volonté peut-elle régler la dispersion du fluide électrique? »

Comprend-on davantage, répondrai-je à M. Calmeil, comment elle réglerait celle d'un autre fluide nerveux qui ne serait pas le fluide électrique? Comprend-on la sensibilité, la pensée, l'affection, enfin toutes les propriétés et facultés du principe animal?

7° « L'électroscope ne signale aucun choc électrique dans nos nerfs au moment où nous sentons et où nous imprimons des mouvements volontaires à nos muscles, tandis que cet instrument en signale quand les nerfs sont parcourus par une étincelle électrique. »

Je sais que MM. Prévost et Dumas, et M. Person, n'ont pas pu constater l'électricité des nerfs au moyen du galvanomètre. Cependant David a dit, en 1830, l'avoir constatée au moment où l'animal se meut. D'un autre côté, nous avons déjà vu que M. Matteucci avait constaté les courants (dépendants de la vie) qui vont du foie à l'estomac, organes entre lesquels s'étendent des plexus et quelques filets du pneumogastrique. Maintenant, si le galvanomètre est réellement insuffisant à traduire des courants nerveux, c'est que le névrilème est, ainsi qu'il a été vu, un imparfait conducteur qui peut bien se laisser traverser par le courant résultant d'une étincelle électrique, et ne pas être traversé par le courant beaucoup moins intense provenant d'impressions stimulantes ou provenant de volitions. Sur le cadavre, le galvanomètre ne signale pas le passage d'un courant provenant de l'application d'un corps quelconque : peut-on douter, cependant, qu'un conflit électrique n'ait eu lieu par suite de cette application ? D'un autre côté, le galvanomètre est-il un instrument parfait ? Voici ce qu'avoue Muller à ce sujet : « Si les expériences faites avec le galvanomètre ne fournissent aucune preuve en faveur de l'électricité des nerfs, elles ne sauraient non plus démontrer d'une manière rigoureuse qu'il ne se développe point d'électricité dans les organes ; les galvanomètres sont des instruments trop imparfaits pour cela : la plupart du temps, lorsqu'un couple de plaques métalliques développe de l'électricité, ils n'agissent plus dès qu'un des conducteurs ne touche pas le métal lui-même, et ne communique avec lui que par l'intermédiaire d'une goutte d'eau ou d'un lambeau de chair musculaire. Il est facile de juger, d'après cela, que, quand bien même de l'électricité agirait dans les nerfs, ces instruments n'en révéleraient pas aisément la présence. »

J'ajouterai à cela que les conducteurs en question, quand ils pénètrent dans le tissu même du nerf, y peuvent aussi rencontrer des molécules sanguines animées d'une électricité de nom contraire à celui de l'électricité du nerf, et que de là peut provenir, au sein du galvanomètre recevant l'impression des deux fluides, une neutralisation de chacun d'eux.

Enfin, le silence du galvanomètre peut tenir, d'après M. Becquerel, non-seulement à ce que la tension de cette électricité est trop faible, mais encore à ce qu'il peut y avoir retour au cerveau de l'électricité qui en est émanée. Suivant le mode de terminaison adopté par MM. Prévost et Dumas et même par M. Breschet, dit-il, le phénomène s'expliquerait facilement, puisque les filets s'anastomosent.

8° « Si le fluide électrique, dit M. Calmeil, peut stimuler les nerfs paralysés, rétablir les sécrétions, la digestion, etc., il n'est pas le seul agent stimulant qui puisse produire le même résultat. »

Soit : mais qu'on nous montre un seul corps stimulant ou autre dont l'impression ne doive pas produire des phénomènes électriques, et dont le produit électrique ne doive pas pénétrer le système nerveux. Si un stimulant n'est donc stimulant précisément que parce qu'il donne lieu à des phénomènes électriques, l'objection tombe. Je le demande maintenant : un stimulant, tel que le fluide électrique, dont l'action ne se borne pas à la périphérie et qui peut pénétrer jusqu'au sein du système nerveux lui-même, a-t-il besoin d'un intermédiaire tel qu'un fluide nerveux spécial pour impressionner les centres sensitifs? Où se bornera donc l'influence électrique, du moment qu'elle peut se répandre dans la moindre molécule de l'appareil nerveux ?

9° « La simple irritation mécanique du bout inférieur des nerfs coupés, dit Dugès, produit le même effet que l'électricité appliquée à ces nerfs. »

Cette objection rentrant dans la précédente, je demanderai si l'irritation mécanique n'a pas pour résultat un conflit électrique entre le corps irritant et le corps irrité.

10° « Volta, puis Marianini, dit le même physiologiste, ont observé que, quand une portion de grenouille a cessé de contracter ses muscles par l'action d'un courant galvanique, elle exécute de vifs mouvements quand on établit le courant en sens inverse, en changeant les deux pôles. En serait-il ainsi, continue le professeur de Montpellier, dans le cas où l'électricité serait le véritable agent de ces mouvements musculaires? qui ne voit, au contraire, qu'il n'y a là qu'un changement d'excitant? »

Oui : il y a là un changement d'excitant; mais cet excitant, au lieu d'être du fluide positif, est du fluide négatif. Dans le premier cas, le fluide positif se dirigeait du tronc nerveux aux ramifications, et le fluide négatif en sens contraire; dans le dernier cas l'inverse a lieu, et cette fois ce n'est plus le fluide positif qui préside à la contraction, c'est le fluide négatif qui est attiré du côté d'où vient le courant positif. Or, le courant de fluide positif dans un sens et de fluide négatif dans l'autre, trop continué, avait fini par provoquer un dérangement dans les molécules nerveuses (Becquerel), d'après lequel la conductilité nerveuse avait fini par être altérée. On conçoit que, si cette fois chacun des deux courants pénètre le nerf par le sens inverse à celui d'après lequel ils avaient d'abord chacun pénétré, ils remettront les molécules dérangées en leur état primitif, et que, dès ce moment, la contraction pourra de nouveau s'effectuer. On ne mettra pas, je pense, en doute que, comme toute autre force, une force électrique attaquant des molécules par un sens et les modifiant dans leur équilibre électrique propre, et conséquemment aussi dans leurs propriétés physiques, ne tende, en prenant une marche inverse, à réparer la modification anormale opérée. Cette modification n'est sans doute que physique, c'est l'avis de M. Becquerel; car ordinairement, après quelque temps de repos des nerfs et sans qu'il soit besoin de l'emploi de courants inverses, elle se répare, même sur le cadavre. Dans la proposition suivante, je dirai d'après quelle loi de physique on doit concevoir que cette réparation a lieu.

11° « Dans le cadavre, l'aptitude des muscles à se contracter s'épuise et a besoin de quelque repos pour se réparer, dit Dugès, ce qui ne devrait pas être si le courant galvanique qu'on établit et renouvelle à volonté était la vraie cause efficiente des contractions. »

Comment ne pas admettre que, par exemple, le fluide positif qui détermine toujours la direction du courant, et que l'on sait pouvoir pousser, renverser les obstacles qu'il rencontre, puisse déranger des molécules nerveuses, des molécules pulpeuses, les pousser, par exemple, vers une des extrémités du nerf, de manière que l'autre extrémité en soit progressivement dépourvue? Cette opinion est tellement fondée que la cessation du pouvoir conducteur, après l'action d'un courant, n'est que partielle dans un nerf et commence par le point d'immersion du courant. Ainsi plusieurs physiciens, et entre autres Ritter, ont observé que, pendant l'extinction de l'irritabilité dans les parties séparées du tout, cette extinction ne s'effectue pas à la fois dans tous les points du nerf, mais procède par degrés, de l'extrémité centrale à l'extrémité périphérique.

Pour faire concevoir maintenant comment le repos répare l'aptitude des nerfs à transmettre, je rappellerai que M. de Larive de Genève a reconnu, dans certaines circonstances (1), que lorsqu'un courant

(1) M. de Larive a découvert que deux fils plongés dans des liquides qui ont été pendant quelque temps le siége du courant d'une pile, peuvent à eux seuls en produire un. Quant on ôte la pile pour y substituer un galvanomètre, ce courant est en sens inverse de celui que présentait la pile. Il est toujours faible, mais d'autant plus fort que le courant de la pile avait

électrique a eu lieu, dans un sens, sous l'action de la pile, un nouveau courant s'établit en sens inverse immédiatement après la cessation du premier; et cela, spontanément, sans concours de la pile.

S'il est une circonstance où cet effet doive se présenter, c'est en celle-ci : d'un côté, le névrilème est imparfait conducteur et peut se charger d'une partie du fluide avec lequel il a été en contact ; d'un autre côté, la pulpe elle-même devient peut-être mauvaise conductrice, toutefois le cordon nerveux est devenu mauvais conducteur. Ayant acquis cette qualité, il est susceptible de garder pendant quelque temps le fluide qui l'a pénétré ; et dès-lors, comme, après la cessation du courant, les deux extrémités de ce cordon sont restées animées de fluides contraires, un nouveau courant inverse au premier s'établit, en vertu de l'attraction qu'exercent entre eux ces deux fluides. Les résultats de cette attraction sont lents et en s'effectuant ramènent, comme on le pense bien, le pouvoir transmetteur du nerf, car le courant en lequel ils consistent rétablit les molécules nerveuses physiquement altérées par le courant primitif. Il n'y a donc à considérer ici qu'un phénomène normal de changement de polarité électrique.

12° « Epuisés par un stimulant, les nerfs sont en-

---

existé plus longtemps. Il faut attribuer ce phénomène à ce que les extrémités des fils retiennent par adhérence des particules dont l'électricité est de nom contraire au pôle réciproque de la pile, et à ce que ces particules réagissent à leur tour quand le grand courant cesse (Pelletan).

core susceptibles de répondre à un excitant de nature différente, quel qu'il soit, chimique, mécanique ou physique. »

D'une part, si d'après les expériences de Volta et de Marianini, ainsi qu'on l'a vu dans l'exposé de l'objection 10me, un courant succédant à un autre, mais en sens inverse, peut rétablir la transmissibilité nerveuse et l'aptitude à la contraction altérées par la trop longue durée du premier courant, il est clair que certaines impressions peuvent aussi, pour les actes de sensibilité, réparer la transmissibilité nerveuse déjà épuisée par des impressions de nature différente. Il suffira, en pareil cas, que les impressions qui se succèdent donnent lieu, les unes par rapport aux autres, à des courants inverses.

D'autre part, il pourra suffire seulement, pour que le même effet ait lieu, que le second stimulant soit plus vigoureux que le premier. Ceci n'a pas besoin de démonstration.

Mais il ne faut pas croire que, dans tous les cas, l'épuisement de la sensibilité, par suite de l'application d'un excitant, provienne de l'altération de la conductilité du nerf. Les centres, ainsi que je l'ai fait voir en fondant la théorie du sommeil, ont plus ou moins de tel ou tel fluide électrique à échanger avec telle ou telle impression ; et en certains cas, alors, la démonstration précédente, au lieu de concerner les troncs nerveux, pourra concerner les centres, qui, n'étant plus électriquement influencés par l'impression d'un excitant de certaine nature ou de certaine force, peuvent bien l'être encore par celle d'un excitant d'une nature inverse ou d'une force plus intense.

Enfin, en ce qui touche la question même de sensibilité, il peut se faire encore que le principe sentant soit lui-même susceptible de fatigue à l'égard de tel ou tel stimulant, et puisse être susceptible d'être excité par certain autre. Mais, ici, l'affirmation est impossible ; et l'on sent bien qu'en touchant à l'essence de la sensibilité, ce ne sont plus les propriétés de l'agent nerveux ou vital qui sont soumises à l'examen, et que si nous insistions nous sortirions de la question qui est ici traitée.

Que la réponse que je viens de faire à l'objection posée soit suffisante ou non, il reste encore évident que cette objection, qui est rapportée dans l'ouvrage de Dugès, ne peut avoir de portée d'après la considération des spécialités électriques des corps. Ainsi, comme je l'ai prouvé ailleurs, dans chaque corps, dans chaque circonstance particulière de corps, le fluide électrique paraît s'offrir avec des affinités spéciales. Eh bien ! ne doit-on pas penser que chaque excitant particulier produit une excitation électrique particulière, ou autrement dit, un résultat électrique particulier sur les nerfs, de manière à pouvoir épuiser en eux l'action conductrice de certains de leurs éléments matériels seuls influencés par l'excitant selon ses affinités ou ses répulsions, tandis que certains autres éléments ayant été respectés par cet excitant pourront transmettre encore le résultat électrique de nouvelles excitations ?

Ainsi l'objection présentée par Dugès, quoique grave en apparence, est loin cependant, pour plusieurs motifs, de pouvoir infirmer la notion de l'identité. On n'a qu'à se rappeler du reste les arguments qne j'ai déjà exposés, au chap. XIII de cet ouvrage, sur la conception de la spécialité et de l'essentialité des actions électriques.

13° « Ce qui prouve, dit Muller (1), que, dans l'excitement produit par le galvanisme, les muscles ne se comportent pas seulement comme conducteurs d'électricité, c'est que, quand on applique les deux armatures au nerf, de manière à occasionner un courant qui le traverse dans le sens de son épaisseur, ce nerf détermine bien des convulsions, mais qu'un nerf contus ou ligaturé qu'on arme au-dessus du point lésé n'agit plus à travers ce même point : on voit donc qu'une contusion ou une ligature humide l'empêche d'être conducteur du principe actif. Cependant, il n'en est pas moins bon conducteur de l'électricité qu'auparavant ; car, si l'on arme au-dessus et au-dessous de la ligature, le courant électrique passe à travers le point entouré par le lien, et le principe nerveux détermine alors la convulsion dans la portion du nerf comprise entre la ligature et le muscle, parce que cette portion est excitée par le courant électrique, ou se trouve comprise dans la chaîne. »

Telle est l'objection capitale d'après laquelle le physiologiste prussien a repoussé l'admission de l'identité. Elle consiste à dire qu'une ligature humide, un point contus, laissent passer le fluide

---

(1) *Physiologie du système nerveux*, tome I, page 50 ; traduction française.

électrique et ne laissent pas passer le fluide nerveux.

Je vais considérer d'abord si, dans la dernière
expérience de Muller, il n'y a pas plus de fluide
électrique mis en jeu dans la longueur du nerf, que
dans les premières.

Lorsque le courant ne fait que traverser l'épaisseur
du nerf, il est évident qu'il n'a pas, dans la longueur
du nerf, la puissance d'un courant qui traverserait le
nerf armé à ses deux extrémités. Dans le premier cas
le courant transversal peut certes influencer le fluide
électrique propre au nerf, il repoussera une certaine
quantité de fluide du même nom que le sien, etc.;
mais presque toute la force du courant lui-même
aura son échappement par la paroi du nerf opposée
à celle par laquelle le courant s'est introduit, attiré
qu'il sera par le pôle inverse à celui dont il provient :
tandis que, dans le second cas, le courant traver-
sera en entier la longueur du nerf, dans le sens des
ramifications qui vont présider à la contraction. Il
ne sera donc pas surprenant que, dans cette dernière
circonstance, une ligature, un point contus, c'est-à-
dire un point à moitié impropre à la transmission,
puissent laisser passer un courant électrique d'une
certaine force, tandis que la transmission n'aura pas
lieu si la force de ce courant est considérablement
diminuée. La pulpe nerveuse est la partie du nerf
qui est le meilleur conducteur : s'il y a ligature, il y
aura séparation forcée des molécules pulpeuses ; s'il
y a contusion, il y aura altération, dérangement,
écartement de ces molécules, et dans les deux cas

il y aura, par l'effet de la ligature ou de la pression contondante, contact forcé des parois névrilématiques opposées : dès-lors une force électrique ne pourra passer outre que lorsqu'elle sera assez intense pour traverser le névrilème, qui, quoique moins bon conducteur que la pulpe, n'est pas cependant un très mauvais conducteur.

« On sait, dit M. Becquerel (1), que les contractions produites par le courant d'une pile qui passe au-dessus de la ligature sont bien plus faibles que celles qui ont lieu avant la ligature. »

M. Becquerel, parlant d'après des expériences de physique, admet ici qu'il n'y a qu'une différence d'intensité qui puisse permettre ou empêcher le point ligaturé de transmettre l'électricité.

Quant à l'humidité de la ligature, je répondrai à Muller qu'elle ne saurait être d'aucune importance, vu que la ligature est en dehors du névrilème, et que dès-lors l'électricité peut glisser en dehors du nerf, sans le pénétrer et sans l'influencer notablement. Toutefois, s'il existe dans le muscle des filets nerveux rompus, ils pourront être impressionnés par l'électricité qui pénètre alors la chair musculaire en dehors du nerf, et de là pourront résulter quelques contractions ; et toujours dans ce cas l'électricité pourra être l'agent nerveux, sans qu'on soit obligé d'en appeler à un agent spécial.

Si Muller a donc vu l'électricité pénétrer le point ligaturé, il faut surtout l'attribuer à la force du cou-

____

(1) *Loco citato*, tome VII, page 251.

rant qu'il avait mis en jeu ; et s'il prétend que le prétendu fluide nerveux spécial n'a pas pénétré sa ligature dans le cas où le courant était transversal , c'est que réellement l'électricité aussi n'avait pas eu assez de force pour franchir cette ligature. Il est si vrai qu'elle ne l'avait pas franchie , quoi que dise ce savant , que cette même électricité , qu'il considère comme un excitant du fluide nerveux, n'était pas allée exciter ce dernier fluide au-dessous de la ligature , de manière à lui faire opérer des contractions.

Il ne saurait donc y avoir ici d'objection contre la question de l'identité , et je termine ma réponse par ce dernier argument :

Qu'au lieu d'appliquer une armature à son nerf, le professeur de Berlin applique au-dessus de la ligature ou de la contusion un autre corps quel qu'il soit, il n'obtiendra certes pas de contraction. Pourra-t-il nier cependant, lui qui vient d'admettre que le nerf est bon conducteur d'électricité, qu'un courant électrique , ayant lieu d'après le contact de deux corps hétérogènes , n'ait de tendance à traverser le point contus ou ligaturé? Il n'ignore pourtant pas que souvent la simple application d'un corps hétérogène sur le bout supérieur du nerf provoque la contraction , quand ce nerf n'est ni contus ni lié.

Ce qui jusqu'ici a le plus nui à l'admission de l'identité du fluide nerveux et du fluide électrique , c'est qu'on a voulu obtenir des nerfs autant d'électricité que des machines. On n'a pas songé qu'en présence d'un principe immatériel d'une sensibilité exquise , et d'agents matériels tendant à la décomposition spontanée, il ne fallait que de très faibles doses de l'agent vital pour produire de grands effets animaux ou vitaux, sous peine de voir s'opérer des excitations trop fortes, et de voir s'altérer rapidement la pulpe nerveuse et tous les éléments intégrants de l'organisme.

14° « Les nerfs, même alors qu'ils sont tout-à-fait frappés de mort, demeurent conducteurs du galvanisme, à l'instar de toutes les parties animales humides, tandis qu'ils ont perdu l'aptitude à provoquer des contractions dans les muscles. »

Le professeur Muller nous accordera bien qu'il est un moment où l'altération cadavérique altère la rigidité soit des fibres musculaires, soit des fibres nerveuses terminant les nerfs dans les muscles, qu'elle doit même enfin les faire rompre sous le plus léger effort, tel, par exemple, que celui par lequel doivent être soulevées les fibres musculaires au moment de la contraction, et qu'alors il est physiquement impossible que la contraction ait lieu.

15° Les expériences de Muller et celles de Sticker leur ont démontré que, quand l'influence vivante des nerfs sur les muscles est abolie depuis longtemps, l'irritation galvanique de la simple chaîne elle-même n'agit plus sur les muscles, et ne donne plus lieu en eux à des convulsions. C'est ce que ces savants ont vu sur des mammifères dont, plusieurs mois auparavant, les nerfs avaient été coupés en travers, de telle manière que leurs bouts ne pussent pas se réunir complètement.

Ces expérimentateurs n'ignorent pas, et Muller l'a lui-même noté (1), qu'un nerf qui n'exerce plus sa fonction s'atrophie, qu'ainsi la perte de transparence d'un œil amène peu à peu l'atrophie du nerf optique, qui succède également à l'atrophie d'une des couches optiques. Quoi d'étonnant, dès-lors, que des nerfs séparés du reste du système nerveux se soient trouvés, quelques mois après, impropres à la contraction? Le nerf qui n'est plus traversé par son courant électrique normal, attire moins dans ses cannelures le fluide sanguin : de là faiblesse de nutrition, atrophie, disparition de la pulpe, et enfin inaptitude à la fonction.

Je crois avoir triomphé des objections les plus imposantes qui s'étaient élevées contre l'identité du fluide nerveux et du fluide électrique : ce sont des obstacles de moins sur la voie de la notion de l'essence de la vitalité.

Maintenant, il faut donc l'espérer, étant renversés les obstacles qui obstruaient la voie tendant à la notion de l'essence de l'agent vital, la liberté de la route engagera les physiologistes et les médecins à s'y aventurer. Quant à moi, j'ai la ferme conviction que la solution du problème physiologico-pathologique est dans la nouvelle direction que j'ai indiquée, et que, d'après le faible état de mes forces, j'essaye de jalonner.

(1) *Physiologie du système nerveux*, tome I, page 68 ; traduction française.

Toutefois, je dois le dire, qu'on n'admette pas, si l'on veut, l'identité, mais que l'on admette seulement l'analogie des deux fluides, de manière cependant à ce que l'électricité émanée des corps impressifs puisse influencer le fluide nerveux comme si celui-ci était réellement du fluide électrique, comme s'il était, par exemple, décomposable, ainsi que celui-ci, en deux espèces de fluides, l'un fluide nerveux négatif et l'autre fluide nerveux positif, pouvant être attirées ou repoussées par celles des agents impressifs, et l'on aura toujours raison des phénomènes vitaux tels que je les ai expliqués.

Avant de mettre fin à ces considérations, il est quelques corollaires, d'importance fondamentale en pathologie, que je crois pouvoir déduire des théories que j'ai exposées. Outre que ces corollaires pourront prêter un nouvel appui à ces mêmes théories, et qu'ils éclairciront certains faits pathologiques du dernier intérêt, ils pourront encore servir de point de mire dans la ligne que j'aurai à suivre dans le cours d'un travail ultérieur.

CHAPITRE XVI.

De l'essence de l'irritation et de l'inflammation.

Le premier effet d'un agent stimulant local est d'activer, sur les deux appareils nerveux, les dégagements et les courants électriques. L'appareil qui devra être le plus tôt modifié par cet agent sera celui qui est normalement le meilleur conducteur d'influx, l'appareil cérébro-spinal. A la suite de cette impression locale, l'appareil nerveux ganglionnaire général tendra donc à l'hyposthénie, par effet révulsif. Si le stimulant reste modéré, il pourra n'exciter ainsi, pendant longtemps, que l'appareil cérébro-spinal.

Comme on le voit ici, l'effet exercé sur un système éminemment et rapidement généralisateur l'emporte sur les effets particuliers qui vont s'exercer sur chaque centre presque isolé, le ganglion. Mais nous savons qu'un ganglion impressionné, s'il est longtemps à se laisser modifier, à la suite de l'impression, peut, à force de recevoir de nouvelles quantités d'influx modificateur, s'en saturer enfin, opérer par conséquent des volitions plus vives, et en définitive exciter plus fortement l'action intime organique, de manière à ce que celle-ci s'exerce librement, indépendamment de toute tendance révulsive de la part de l'appareil cérébro-spinal, et devienne même quelquefois révulsive, à son tour, par rapport à l'excitation de ce dernier appareil.

Quand l'action stimulante se sera exercée de manière à réunir les conditions pour modifier tôt ou tard l'appareil nerveux ganglionnaire, les phénomènes qui se passeront dans le point impressionné seront ceux-ci :

Dès le début de l'impression, suractivité immédiate des fonctions des deux systèmes : ainsi Thomson, Wilson Philipps, Kaltenbrunner et autres ont vu au microscope l'agent irritant, tout en excitant la sensibilité, faire rétrécir le calibre des capillaires. Mais cette suractivité de l'acte qui résulte de l'influence de l'appareil de la vie organique sera très passagère ; car les mêmes observateurs ont vu, presque aussitôt après l'apparition des phénomènes de contractilité, les capillaires se dilater outre mesure, et permettre en eux un afflux extraordinaire de sang. Ceci coïncide, comme on le voit, avec ce que j'ai déjà établi, savoir : que la contractilité organique est mise en défaut sous les actions électro-thermales, qui s'appliquent à combattre la rigidité des fibres et des molécules contractiles. D'un autre côté, comme les courants électriques ne cesseront pas d'attirer vers eux des molécules sanguines, il est clair qu'il y aura au sein des capillaires afflux anormal de sang, et que de plus les solides ne pourront pas réagir convenablement sur ce fluide. Cette dernière proposition se rapporte encore parfaitement avec les observations microscopiques des savants cités plus haut, qui ont vu en effet le mouvement sanguin se ralentir dans les points irrités.

De tout cela résulteront des phénomènes de *rougeur* et de *tuméfaction*, qui, se joignant aux deux phénomènes déjà existants de *chaleur* et de *douleur*, constitueront bien les caractères de l'irritation. Seulement la douleur, de déterminée qu'elle était d'abord par les actes de transmission de l'appareil cérébro-spinal, pourra être ensuite, comme on le sait, la conséquence de la transmission nerveuse ganglionnaire, par l'effet de la répétition ou de la persistance de l'excitation.

Telle est la marche, tels sont les caractères et telle est l'essence de *l'irritation*, fixée au sein des tissus et intéressant les deux systèmes nerveux, ou bien se propageant de l'un à l'autre.

Mais là ne se borne pas toujours l'exagération de l'action organique. Voici ce qui doit arriver par suite de la continuité de l'action électrique, à laquelle, quand même l'impression irritante primitive ait cessé, le système nerveux ganglionnaire, cette fois chargé d'influx pour un certain temps, va surtout présider. D'un côté, la décomposition du sang dans les vaisseaux va se faire trop brusquement, de ma-

nière à ce que les molécules assimilables se dissocient avant leur assimilation, de manière à ce que
les globules se séparent de leur hématosine, n'exci-
tent plus, devenus blancs, le mouvement contractile, et restent inertes dans les vaisseaux irrités. D'un
autre côté, le mouvement de décomposition des tissus eux-mêmes va s'accélérer, sans être remplacé par
un mouvement proportionnel de composition ; la fibre va se ramollir et se détruire, l'extravasation du
sang va avoir lieu, enfin la désorganisation va s'établir. Cependant, par degrés, les tissus et les fluides
rouges deviendront blancs, 1° en vertu de l'absorption par les vaisseaux non encore enflammés de l'hématosine, substance astringente plus excitante de la
contractilité que les autres éléments du sang; 2° en
vertu de la dissolution de cette hématosine (1); 3° en
vertu de la solidification de l'albumine du sérum du
sang, qui, normalement dissoute dans ce sérum à
l'état d'albuminate de soude (Berzélius), doit en
effet se concréter si, par l'effet de la décomposition
trop considérable des tissus, une grande quantité d'a
cide carbonique se mêle au sang et déplace la soude
de l'albuminate de soude, pour en former un carbonate. Ces effets étant obtenus, chaque molécule, en
se décomposant, deviendra une cause de nouvelle irritation, et bien plus, à un certain degré, un véritable

(1) L'hématosine est en partie soluble sous l'action végétative, puisque le sang veineux en contient moins que le sang
artériel, et puisqu'elle n'existe pourtant que dans le sang.

ferment de décomposition, c'est-à-dire une condition réelle de putréfaction.

Telles sont la marche et la nature de l'*inflammation*, telles sont la marche et la nature de la *suppuration* et de la *désorganisation* qu'elle entraîne.

Je viens d'examiner les résultats de l'action plus ou moins vive, plus ou moins prolongée du stimulant agissant localement. On sent bien qu'il est difficile de caractériser convenablement les divers effets successifs produits à la suite de son impression ; car ces phénomènes, stimulation, irritation, inflammation, ne représentent que des effets progressifs vers la désorganisation : cependant on peut, jusqu'à un certain point, leur déterminer à chacun, par définition, une physionomie telle, que des éléments de l'un n'entrent pas entièrement dans la composition le l'autre.

Ainsi, la *stimulation* locale n'est-elle pas le résultat de l'exagération de la fonction propre à l'organe stimulé, en tant cependant que les phénomènes de contractilité organique ou bien sont exagérés aussi, tels qu'ils sont, par exemple, dès le début de l'impression irritante, d'après les observations microscopiques de Thomson et de Kaltenbrunner, etc., ou bien, à un degré plus élevé de stimulation, sont déprimés, sans nuire pourtant à l'exercice régulier de la fonction ?

L'*irritation* n'est-elle pas le résultat de l'exagération de la fonction, en tant qu'un acte anormal de décomposition s'établit au sein des fluides, et en tant que les tissus contractiles , sans cesser de rester assez intacts pour que les fluides se maintiennent dans leurs vaisseaux, sont cependant assez fortement relâchés, sous l'action des courants électro-thermaux, pour ne plus permettre l'exercice régulier de la fonction ?

Enfin , l'*inflammation* n'est-elle pas le résultat exagéré des mêmes influences, non-seulement avec altération de la contractilité , non-seulement avec décomposition avancée des fluides, mais encore avec décomposition avancée des tissus, de manière à permettre des solutions de continuité dans leur trame ?

Voilà, ce me semble, comment on peut concevoir, en théorie, l'état de chacun de ces trois degrés. Mais il faut le dire, il est très difficile, sinon impossible, en pratique, de déterminer où finit l'un et où commence l'autre.

CHAPITRE XVII.

Du mécanisme , de l'essence et des formes de la fièvre.

A mesure qu'un courant devient, au sein d'un appareil nerveux , plus intense et plus rapide , soit à la suite de quelque impression stimulante, soit à la suite de volitions énergiques , il tend à faire exagérer, ai-je dit, les actes propres à cet appareil.

Evidemment, les effets de cette exagération de force et de rapidité des courants varieront, selon que ces courants siégeront dans tel ou tel des deux grands appareils nerveux. J'ai déjà fait voir comment une stimulation partielle de l'appareil nerveux ganglionnaire , c'est-à-dire comment la présence de courants trop énergiques, dans cet appareil, tendait à la production de l'inflammation. Quoique la cause stimulante ou irritante reste locale, cette stimulation peut s'étendre à tout l'appareil nerveux particulier, et voici par quel mécanisme :

Disons d'abord que les courants de l'un des deux fluides sont attirés de tous les points de l'économie par la cause irritante, tandis que les courants de l'autre fluide suivent une marche inverse. Si la cause irritante locale est assez vive pour que les courants attirés ou repoussés parviennent à franchir avec une certaine facilité l'obstacle opposé par les ganglions les plus voisins du point stimulé, il est clair que les cordons du système nerveux existant au-delà de ces ganglions deviendront aussi le siége de courants pareils, et qu'ainsi, de proche en proche, des courants anormaux s'établiront même dans les points les plus éloignés du point primitivement irrité.

Disons ensuite que lorsque l'une des deux électricités, l'électricité négative, se sera abondamment portée dans les plexus de l'appareil nerveux ganglionnaire, d'un côté les ganglions se trouveront surchargés et, d'après cet état de tension, exerceront beaucoup plus énergiquement leur puissance volitive par répulsion, et, d'un autre côté, ces mêmes ganglions ayant leurs actes nutritifs propres suractivés, d'après l'existence des courants qui les auront traversés, seront eux-mêmes le siége d'une nouvelle production d'électricité. En conséquence de tout cela, l'influence des ganglions sur les actes végétatifs sera, comme on le pense, singulièrement augmentée.

Mais il se passe un fait notable dans l'économie, quand elle a été soumise à l'application d'une cause irritante : c'est que les effets de celle-ci paraissent souvent hors de rapport, vu leur degré d'intensité, avec l'impression même qui les a provoqués. La cause a souvent été faible, et les effets morbides ont été graves. Comment se fait-il, en considérant que l'impression donne nécessairement lieu à un phénomène électrique, que ce phénomène, qui paraît souvent devoir être par lui-même de peu d'importance, donne lieu, dans les organes, à des modifications très graves et plus durables que l'application de la cause elle-même ?

L'explication en est facile, et, dans la nature organique morte, les phénomènes de fermentation seraient là pour nous aider à trouver la solution du problème. Là, en effet, selon moi, une molécule en décomposition, un ferment, donne lieu, par le fait même de sa décomposition, à des dégagements et à des courants électriques qui vont eux-mêmes provoquer ou hâter le mouvement de décomposition au sein de molécules voisines; et puis la décomposition de celles-ci donne lieu, à son tour, aux mêmes phénomènes par rapport à d'autres molécules saines : de sorte que l'acte décomposant est bientôt général, et s'est développé infiniment plus vite que si une molécule en fermentation n'avait pas été mêlée aux autres. D'autres fois, remarquons bien ce fait, des courants électriques artificiels introduits au sein de substances organiques provoquent et accélèrent eux-mêmes le mouvement de fermentation, sans que l'on soit obligé, pour le produire, d'ajouter du ferment à ces substances. Eh bien ! il doit, d'après tout cela, paraître évident qu'un courant électrique anormal dù à une impression irritante et traversant le système nerveux y active le mouvement naturel de composition et de décomposition nutritives, de manière que, par suite de l'accélération de celui-ci, il se forme de nouveaux dégagements électriques et par conséquent de nouvelles tensions et de nouveaux courants au sein du système nerveux.

L'électricité ne peut se comporter dans l'économie comme elle se comporte au sein d'un fil de métal : parcourant un tissu au sein duquel les éléments sont en équilibre chimique des plus instables, et au sein duquel circule un liquide toujours prêt aussi à perdre ses éléments pour les employer à réparer les pertes que font les solides par suite de leur décomposition, elle ne peut qu'activer les diverses actions nutritives en question, lesquelles donnent aussi lieu par elles-mêmes à des dégagements électriques ; et, de cette suractivité, elle ne peut que faire jaillir de nouvelles quantités d'électricité et que faire persister le mouvement stimulant.

Les résultats de la stimulation sont, ai-je dit plus haut, l'exagération des actes contractiles des fibres qui sont sous la dépendance des nerfs stimulés, celle de la calorification au sein même de ces nerfs, celle des actions chimiques et de la calorification qui en provient au sein des fluides et des tissus, et quelquefois enfin la douleur.

D'après cela, on arrive directement à la théorie de la *fièvre* qui ne serait que l'effet de la stimulation ou, si l'on veut, de la présence de courants électriques trop énergiques, au sein de la généralité des nerfs de l'appareil ganglionnaire. Ce qui, en effet, constitue symptomatiquement l'état de fièvre, c'est la suractivité morbide de la calorification et des phénomènes circulatoires. Il est hors de doute que la stimulation ou l'irritation au sein des actes végétatifs ne doivent seules rendre compte de cette modification.

En définitive, pour produire la fièvre, la stimulation s'étendrait à tout l'appareil nerveux ganglionnaire, quelquefois même à tout le système nerveux, de diverses manières :

1° L'agent irritant impressif attire vers lui du fluide électro-négatif de tous les points, mais repousse des courants électro-positifs ou galvaniques vers tous ces points : il y a, par conséquent, d'irradiés hors de lui, dans l'appareil nerveux, un concours de courants s'échappant avec plus ou moins d'intensité et se portant plus ou moins loin, selon la vivacité de la stimulation, selon la force et le nombre des obstacles rencontrés, selon l'état préalable d'excitation ou d'abexcitation du reste du système nerveux, etc. Ces courants donnent lieu à une plus grande manifestation de calorique (Watson, Peltier, de Larive) dans les nerfs dont ils sont le siége. Cet excès de calorification devient à son tour une cause excitante.

2° Ces courants influent singulièrement sur l'action chimique vitale au sein des nerfs et sur la calorification qui en est la conséquence, et alors les nouveaux courants, dont les nerfs deviennent par là le siége, activent à leur tour le mouvement chimique vital qui s'exerce au sein de tous les tissus et des fluides ; de sorte qu'il se forme, ailleurs que dans le point primitivement irrité, d'autres foyers de stimulation ; de sorte que quelquefois même des organes éloignés et prédisposés peuvent s'enflammer sous l'influence en question.

3° Indépendamment du corps irritant qui a d'abord causé tout le mal, le point organique stimulé devient lui-même un foyer de stimulation, par son excès de calorification, par l'afflux de sang qu'il attire, par la présence des nouveaux produits qui se forment en lui par suite de la décomposition soit du sang, soit des tissus, et enfin par la propagation de ses courants électriques.

4° Le torrent de la circulation, enlevant au siége de la stimulation les produits de la décomposition et quelquefois les particules de l'agent irritant, va les répandre dans l'économie, et en faire ailleurs de nouveaux éléments d'irritation.

Tels sont les modes de formation et de propagation de la fièvre qui, je le répète, serait essentiellement constituée à la suite de courants électriques trop vifs au sein du système nerveux ganglionnaire, et serait par conséquent symptomatiquement caractérisée par l'exagération des actes contractiles et calorificateurs de la vie organique, autrement dit, par les signes de la *phlogose* générale.

D'après ce que j'ai déjà établi ailleurs, l'hyposthénie d'un système nerveux peut entrainer l'hypersthénie dans l'autre. Si la sédation du premier de ces appareils est vive et brusque, elle peut même, on le conçoit, entrainer la stimulation, l'irritation, l'inflammation dans l'autre. J'ai expliqué ce fait par l'atteinte portée à l'équilibre électrique. Je suppose, en effet , qu'une influence sédative, une impression électro-négative, d'air froid , par exemple, s'exerce sur les nerfs de l'appareil cérébro-spinal ; immédiatement après, les attractions électriques exercées auparavant à la périphérie par l'impression d'un air chaud , d'un air impressionnant à la manière d'un corps électro-positif, ne s'effectueront plus; et alors les impressions électro - positives internes, n'ayant plus leurs effets balancés par les impressions externes de même nature, acquerront plus de puissance, attireront, autrement dit, vers elles plus de ce fluide négatif qui, loin d'être attiré par la périphérie, en est au contraire , ici, repoussé.

Ainsi les impressions en question trouveront un appareil nerveux plus impressionnable, plus apte à la stimulation qui est le résultat de leur influence exagérée , et pourront même être pour lui l'occasion d'irritation. L'inflammation, on le sent bien, pourra en définitive être l'effet de la réaction irritative.

C'est par ce mécanisme qu'une impression brusque de froid donne si fréquemment lieu à des inflammations internes, à la fièvre, etc. En ces cas il faut certainement tenir compte de l'action du refoulement du sang , opéré par l'application du froid sur la surface cutanée : cette action n'est pas dépourvue d'importance ; mais comme, en fait, le sang quoique plus abondant à l'intérieur ne s'y trouve ni plus excitant, ni plus chaud par le fait de ce refoulement, on ne doit pas croire qu'il puisse, par la seule raison de son accumulation, provoquer les désordres fonctionnels qui ont lieu. Je ne pense pas qu'on ait jamais confondu, en pathologie, la congestion ou l'apoplexie avec l'inflammation.

Il y a donc primitivement, dans les inflammations ou dans les fièvres suscitées par le mécanisme en question, modification dans le système nerveux ; et c'est cette modification qui, en rendant plus impressionnables les nerfs, va donner lieu à la stimulation morbide, à l'irritation, etc.

Quand l'influence sédative externe s'est prolongée longtemps, c'est surtout alors que s'est prédisposé l'appareil nerveux ganglionnaire, et c'est alors que l'on voit souvent un surcroît de la même influence finir par faire éclater ces inflammations si franches que l'on remarque en hiver ou au printemps au sein des organes les moins influencés par l'innervation cérébro-spinale, tels, par exemple, que ceux qui composent l'appareil respiratoire.

On a dit qu'une fièvre ne saurait jamais éclater sans irritation ou inflammation préalable locale, c'est-à-dire sans cause locale la déterminant. Expliquons-nous à ce sujet :

D'après ce que je viens d'exprimer au sujet de la fièvre produite par suite d'une sédation du système nerveux cérébro-spinal, il semble qu'à la suite de cette sédation tout le fluide électro-négatif repoussé de ce système doit se porter plus ou moins promptement, plus ou moins uniformément dans toutes les parties de l'appareil nerveux ganglionnaire ; de manière que les courants électro-négatifs nouveaux traversant tout cet appareil ont à influencer tout le sang contenu dans les vaisseaux, et à se faire plus vivement impressionner par lui. Cela est incontestable : l'hyposthénie générale de l'appareil cérébro-spinal est une raison d'hypersthénie générale pour l'appareil nerveux ganglionnaire ; c'est ainsi qu'il résulte des expériences de M. Edwards, que l'impression prolongée du froid tend à augmenter la faculté générale de produire du calorique. Si cette loi existe, l'agent de la fièvre, c'est-à-dire le courant électrique exagéré, sera réellement général.

Mais est-ce à dire que la fièvre sera générale ?

La fièvre ne saurait avoir lieu sans l'exagération de l'action chimique végétative : quand elle règne, en effet, les actes contractiles de la vie organique et calorificateurs sont suractivés, et d'après cette suractivité lui constituent son caractère. Il faut donc, pour qu'il y ait fièvre, que l'exagération des courants nerveux ait influencé les fibres contractiles de la vie organique et le sang. Dès-lors la fièvre sera autrement constituée, en essence, que par la présence dans les nerfs de la vie nutritive de courants électriques exagérés, sera, en d'autres termes, autrement constituée que par la névrose ganglionnaire. La fièvre sera évidemment le résultat du conflit de stimulation exercé entre ce qui est nerf et ce qui ne l'est pas, surtout entre le nerf et son antagoniste principal, la colonne sanguine.

Dans ce conflit, le sang influencé par des nerfs plus électro-négatifs acquerra évidemment des qualités plus électro-positives. Dans ce conflit, l'action chimique végétative, s'opérant soit dans toute la longueur

des nerfs, soit dans les ganglions, soit aux extrémités
nerveuses, sera exagérée, et étant exagérée donnera
encore lieu à de nouveaux courants. Ainsi la fièvre ne
saurait être conçue seulement dans les nerfs : elle est
dans le sang et dans les nerfs, dans les fluides et dans
les solides, en un mot, dans l'exagération de l'action
chimique organique qui s'opère entre ces deux sortes
de corps.

Maintenant, si dans toutes les parties du système
nerveux ganglionnaire il existe des courants trop énergiques dus à la sédation périphérique, laquelle, comme
on le sait, attire vers elle l'électricité positive des nerfs
ou le courant galvanique et refoule l'électricité négative, bien certainement ce refoulement ne pourra
pas faire autrement que d'influencer le sang et l'acte
nutritif partout de la même manière, quoique cependant à des degrés différents, selon les parties.
Alors du conflit général qui aura lieu semblera devoir naître la fièvre, c'est-à-dire sembleront devoir se
manifester les signes qui dénotent l'exagération des
actions végétatives. En supposant que les premiers
courants ne fassent pas manifester immédiatement
les signes en question, ces signes pourront apparaître quand ces courants auront engendré de nouveaux
courants, d'après la suractivité que les premiers auront imprimée à l'acte chimique, soit dans le trajet
des nerfs, soit à leurs extrémités. L'état fébrile pourra
bien n'éclater qu'alors ; mais il est clair que toutes les
parties nerveuses traversées par un courant extraordinairement activé y concourront, chacune selon sa
vitalité ou la force du courant qui la parcourra. Ainsi

la maladie sera générale ; autrement dit , partout les
actes contractiles et calorificateurs de la vie organique
seront exagérés, parce que partout ils seront provoqués par des courants trop intenses, par un sang
rendu , d'après ces courants , trop stimulant et trop
apte aux compositions et aux décompositions propres à la vie organique.

Cependant, ne doit-il pas se passer relativement
aux diverses parties de l'appareil nerveux ganglionnaire ce que l'on sait avoir lieu entre les deux parties
de l'appareil nerveux général ? un point trop excité
de l'appareil nerveux ganglionnaire ne peut-il pas se
constituer en révulsion par rapport aux autres points
du même appareil ? Si, par exemple , un point très
excitable attire et reçoit en lui une très grande quantité de ce fluide électro-négatif qui pendant une
impression sédative externe est repoussé de la périphérie , ne peut-il pas se faire que , quoique primitivement ce fluide électro-négatif se soit abondamment
répandu dans tout le système ganglionnaire , il ne
puisse bientôt se porter presque en entier vers le
point le plus excitable en question ? Cela doit être,
et cela est effectivement, puisque tous les jours on
voit des points de l'économie s'enflammer, au milieu
d'un mouvement de fièvre déjà déclaré ; et si alors
tout le reste de l'économie ne s'enflamme pas, c'est
que la partie enflammée , une fois arrivée à ce point
d'irritation, attire à elle trop de fluide négatif des
nerfs et sans doute aussi trop de fluide positif du sang
pour que l'inflammation puisse s'établir ailleurs. Toutefois, cette partie irradiera vers tous les points des

courants électro-positifs et concentrera vers elle de tous ces points des courants électro-négatifs, et les uns et les autres de ces courants seront aptes à produire une émission exagérée de calorique, à entretenir la fièvre, etc.

Mais, dira-t-on, s'il est un point plus excitable que les autres, ne peut-il pas se faire qu'au moment où s'exerce la sédation périphérique ce point reçoive tout l'influx repoussé par la périphérie? Voilà précisément le nœud de la question. Eh bien! en vertu des lois de l'électricité, on est forcé de nier la chose. Si ce point n'est pas déjà le siége d'une irritation déclarée, c'est-à-dire n'attire pas d'une manière excessive du fluide négatif, le fluide négatif repoussé par la périphérie, tout en pouvant se porter en partie notable vers lui, sera aussi attiré vers tous les points internes qui seront réellement plus stimulés par le sang que ne l'est la périphérie par une atmosphère sédative; et ce ne sera que lorsque l'excitation du point le plus excitable aura, d'après des progrès faits plus rapidement en lui qu'ailleurs, provoqué l'irritation et l'inflammation, que celles-ci, devenant de plus grandes puissances révulsives, absorberont en elles presque tout le travail vital de l'économie, c'est-à-dire attireront vers elle une excessive quantité du fluide électro-négatif des nerfs.

Il existe donc une fièvre générale primitive, c'est-à-dire une fièvre indépendante d'une irritation bornée à un point de l'économie.

Est-ce à dire qu'il existe une fièvre *essentielle*, c'est-à-dire une fièvre essentiellement nerveuse? Ceci est inadmissible, du moment que nous avons conclu que la fièvre est le résultat d'un conflit exercé entre le refoulement électro-négatif nerveux opéré par la sédation périphérique, et l'électricité de nom contraire propre au sang.

Si le refoulement électro-négatif pouvait subsister dans le nerf sans influencer le sang et les tissus, ce qui est de toute impossibilité, la fièvre n'existerait pas encore. Pour qu'il y ait fièvre, en effet, il faut qu'en même temps que les extrémités nerveuses vasculaires sont plus électro-négatives le sang soit lui-même modifié, soit plus électro-positif, et dès-lors il faut que l'action chimique végétale soit exagérée. La fièvre ne peut donc pas être essentiellement nerveuse, c'est-à-dire essentielle. Elle sera toujours la conséquence de la stimulation exercée au sein des parois vasculaires, où se passe le conflit entre le sang et les tissus d'une part et la tension électro-nerveuse de l'autre.

Dès-lors on distinguera bien dans la fièvre l'élément *névrose*, c'est-à-dire l'*exagération des courants nerveux*, des effets de cette exagération qui en constituent l'élément *phlogose*.

Que ce soient les nerfs ou que ce soit le sang qui prennent l'initiative de la stimulation, les résultats devront être les mêmes. Ceci n'a pas besoin de démonstration.

En résumé, la fièvre qui est symptomatiquement définie, *une exagération générale morbide des actes circulatoires et calorificateurs*, doit être, en essence, définie : *une exagération générale morbide des actions végétatives, par suite de l'exagération du conflit normal qui a lieu entre la tension électrique des extrémités nerveuses vasculaires et celle de la colonne sanguine.*

Ce qui constitue l'état permanent et par conséquent morbide de la fièvre, une fois même que la cause première n'existe plus, c'est, on le sent bien, d'après ce qui a été déjà dit plus haut, la contagion des courants qui, s'engendrant les uns par les autres, me semblent devoir suivre, dans ce développement, une progression mathématique, jusqu'à ce qu'une crise quelconque vienne le modérer.

Une stimulation locale interne peut donner lieu à la fièvre, j'ai déjà fait voir par quel mécanisme. L'action d'un stimulant général peut, à plus forte raison, la provoquer aussi, en supposant cet agent répandu dans le torrent de la circulation. Mais est-il à supposer que tous les organes sont également impressionnés par lui ? Je ne le pense pas : tous les organes ne sont pas également impressionnables, et les tempéraments, l'âge, le sexe, les climats, les saisons, les idiosyncrasies, l'état particulier de chaque organe, etc., établissent entre eux, sous ce rapport, des différences remarquables. Il faut même dire que certains organes sont normalement en état permanent de révulsion, par rapport à d'autres. L'excitement, tout en étant primitivement général, ne sera donc pas uniforme et pourra enfin tendre à la localisation, ainsi que je l'ai démontré plus haut.

De là, la fièvre pourra bientôt résulter autant de l'irradiation sympathique des irritations locales déterminées, que de l'action directe de l'agent stimulant sur les organes sympathisants les plus propres et les plus prompts à réveiller les phénomènes fébriles.

La fièvre ne part pas plus du cœur, comme on le dit souvent, que des autres points vasculaires ; les nerfs parcourus par des courants électro-thermaux sont le siége de sa transmission ; ce sont ces courants qui influencent d'abord la contractilité organique. Quand ils parcourent les nerfs du cœur, ils influencent aussi les fibres contractiles de cet organe : de là résulte l'activité de son mouvement, indépendamment que celui-ci peut encore être activé par la fuite plus rapide de la colonne sanguine artérielle et par l'abord plus rapide de la colonne sanguine veineuse.

On sent que la stimulation dans l'appareil nerveux ganglionnaire attirant vers elles de grandes quantités de fluide électro-négatif, doit en général tendre à annihiler les mouvements nutritifs dans l'appareil cérébro-spinal. Aussi l'état de fièvre provoque ordinairement la perte des forces locomotiles, et détermine à la périphérie, même alors que cette périphérie dénote une élévation anormale de température, une sensation particulière de refroidissement, due évidemment à ce que les nerfs périphériques sont devenus plus électro-positifs par rapport à l'atmosphère qui, comme je l'ai démontré plus haut, dans l'impression du froid, donne lieu à un effet tel que le fluide électro-positif du système nerveux périphérique est attiré vers elle.

Mais il est à remarquer que la fièvre provoque *l'insomnie.* Cela doit être, car des courants électro-positifs anormaux tendent alors vers l'axe cérébro-spinal et y fondent une excessive accumulation de l'influx d'aptitude animale. Cette tension électrique devra nuire aux facultés intellectuelles et morales par son excès même, surtout alors que la faiblesse générale paralysera les moyens de motilité propres à la faire dépenser.

Par son progrès elle provoquera à certains intervalles l'*ataxie* et le développement d'actes volitifs et contractiles extraordinaires, malgré même la dépression des fonctions végétatives des conducteurs, du reste, soumise à certaines alternatives d'activité et de repos réparateur.

Mais enfin il viendra un moment où les conducteurs ne seront plus capables de continuer la transmission, et où se constituera l'état de faiblesse profonde ou d'*adynamie.*

La fièvre sera en général *continue* quand la stimulation sera puissamment fixée dans l'appareil nerveux végétatif, soit directement par impression sanguine excitante, soit indirectement par sédation périphérique.

Cet appareil est en effet imparfait conducteur d'influx, c'est-à-dire ne le dissipe que lentement, préside à des mouvements électriques généraux multiplicateurs d'eux-mêmes, et ne s'altère que difficilement. De plus, par son excitation anormale suscitant une tension électro-positive incessante et excessive dans le centre cérébro-spinal, il fait que le principe moteur siégeant en celui-ci forcé d'exercer vivement son attention, c'est-à-dire des actes voliteurs, vers chaque impression qui l'affecte fortement, et forcé de laisser échapper vers le cœur et vers l'appareil respiratoire plus de cet influx qu'à l'ordinaire, envoie, par influence inverse, vers cet appareil ganglionnaire des quantités incessantes de fluide électro-négatif excitateur de la fièvre, pendant que celle-ci est encore activée, d'après l'accélération des mouvements respiratoires et circulatoires, par influence directe électro-positive.

La fièvre continue, on le sent bien, accompagnera surtout les maladies franchement inflammatoires, en même temps qu'elle aura les plus grandes tendances à produire l'inflammation. Elle sera surtout fréquente dans les pays froids et dans les saisons froides : ceci n'a plus besoin de démonstration.

Mais la fièvre n'est pas toujours le résultat de la stimulation primitive de l'appareil de la vie végétative : chose singulière! elle peut être l'effet consécutif de l'hyposthénie de cet appareil. Cela se conçoit : l'hyposthénie du système nerveux ganglionnaire tend à rendre plus excitable le système encéphalo-rachidien : de plus, comme ce dernier possède en lui une puissance volitive puissante et même intelligente, il pourra, sous le sentiment de la détresse de l'appareil végétatif, tendre à rappeler l'état excitateur normal au sein de la vie végétative, s'il en trouve les moyens. Or, les moyens, il les a : maître, entre autres moyens, du mouvement mécanique de la respiration, de cette respiration dont le but est de donner au fluide sanguin ses propriétés excitantes et toniques et une certaine impulsion, de cette respiration au rhythme de laquelle peut se coordonner en outre le rhythme du cœur, il peut ainsi rendre en très peu de temps leur puissance excitante aux impressions de la vie nutritive, et par là rendre à celle-ci son animation et sa virtualité.

A ce sujet, admettrons-nous que l'appareil cérébrospinal fasse passer, par l'intermédiaire des anastomoses spinales ganglionnaires, dans l'appareil ganglionnaire, une partie de l'influx qu'il possède en dépôt, c'est-à-dire, admettrons-nous que l'influx, déjà en partie introduit par ces anastomoses dans l'axe cérébro-spinal, reprenne en sens inverse, d'après une volition céphalo-rachidienne, la même route pour aller concourir au rétablissement de la tonicité et de la calorification au sein de la vie nutritive? Evidemment, le fait de la continuité nerveuse porterait à cette opinion : qu'un influx peut se porter de l'appareil cérébro-spinal dans l'appareil nerveux ganglionnaire. Mais il est certain que ce n'est pas un influx de retour. En effet, c'est le fluide positif qui, normalement, passe de l'appareil nerveux ganglionnaire dans l'axe cérébro-spinal; si ce même fluide revenait sur lui-même, au lieu d'animer les actions végétatives, il les déprimerait, car nous savons que le sang est animé de ce même fluide. Ce ne peut donc être que le fluide électro-négatif qui, par voie volitive, ait à passer de l'axe céphalo-rachidien aux ganglions; et nous verrons bientôt comment il faut concevoir cette volition.

Mais auparavant il est essentiel d'observer que tout influx provenant de l'axe cérébro-spinal ne peut que lentement pénétrer, s'infiltrer dans le système nerveux ganglionnaire, à cause des divers points d'arrêt qu'il y rencontre ; et l'on doit juger que ces points d'arrêt auront à demander beaucoup de temps et de fortes doses d'influx pour se saturer, et de là pour transmettre des courants à d'autres points d'arrêt ou aux plexus viscéraux, si, comme dans le cas dont il est ici question, ils se sont trouvés dans un état antérieur de sédation, c'est-à-dire dans une certaine détresse d'influx.

Eh bien ! il résulte de là que lorsque, immédiatement après l'apparition de phénomènes de sédation de l'appareil nerveux de la vie organique, on verra survenir brusquement des phénomènes de réaction, un état réel de fièvre, il faudra moins attribuer ces effets à un passage brusque d'un influx de l'appareil cérébro-spinal dans l'appareil nerveux ganglionnaire, qu'à un moyen plus indirect, mais plus sûr et plus prompt, employé par le premier de ces appareils, pour arriver au rétablissement de la tonicité et de la calorification, savoir : à l'accélération des mouvements du mécanisme de la respiration et de la circulation. Ces mouvements, en effet, étant accélérés, non-seulement peuvent accélérer les mouvements impressifs internes, mais encore ont pour effet de donner plus d'aptitude impressive au sang : ce à quoi ne parviendrait pas aussi promptement et aussi directement le seul passage de courants du centre général aux centres particuliers.

Aussi, il faut penser qu'en pareil cas toutes les forces ou presque que toutes les forces réactives du principe qui préside à la vie animale sont dirigées, d'une manière instinctive, du côté de la respiration et de la circulation, c'est-à-dire que peut-être tous les courants voliteurs du centre encéphalo-rachidien sont déviés du côté des nerfs dits respiratoires.

Toutefois, on ne saurait mettre en doute qu'à mesure que l'axe cérébro-spinal exerce des volitions, de manière à repousser dans les nerfs présidant à la contraction musculaire de l'appareil respiratoire le fluide positif qu'il tient en dépôt, celui qui est en tension dans l'appareil nerveux ganglionnaire ne tende, en vertu des lois de l'équilibre et en vertu du réveil de l'excitation sanguine, à se porter vers le centre céphalo-rachidien, tandis que, pour les mêmes raisons d'équilibre et d'attraction, le fluide négatif de tout l'appareil céphalo-rachidien se portera dans l'appareil nerveux ganglionnaire, où il pourra suractiver encore les impressions vasculaires. Il se peut donc que dans un accès de fièvre, car l'on a sans doute compris qu'il s'agissait ici du mécanisme de la fièvre *d'accès*, la stimulation vasculaire soit rappelée, et parce que l'appareil cérébro-spinal, stimulé en conséquence de la détresse de l'appareil nerveux ganglionnaire, ranime les actes respiratoires et circulatoires, et parce que l'appareil nerveux ganglionnaire acquiert de l'autre appareil plus de fluide négatif, sous l'influence duquel nous savons que le sang devient plus électro-positif, et par conséquent sous l'influence duquel l'action organique nutritive se surexcite.

Quand ce sera l'appareil cérébro-spinal qui recevra directement une impression stimulante, les effets de stimulation sembleront ne devoir pas être pareils à ceux qui sont observés après la stimulation de l'appareil nerveux ganglionnaire, vu que ces deux appareils n'ont pas à présider aux mêmes actes.

Des courants électriques s'exagérant au sein du premier de ces deux appareils, en exciteront les fonctions propres ; les conséquences en pourront être : la douleur, l'exaltation des facultés dites mentales, l'exagération des actes contractiles de la vie animale, etc.; en d'autres termes, les conséquences en pourront être les signes de la *névrose* (1) cérébro-spinale.

Mais il est à observer autre chose, ici, résultant toujours de la loi de balancement ou d'antagonisme nerveux : c'est que l'excitation cérébro-spinale devra tendre à la sédation de l'appareil nerveux ganglion-

______

(1) D'après les théories exposées dans cet ouvrage, la *névrose* est constituée, en essence, par l'exagération morbide, dans certaines parties du système nerveux, des courants électriques qui leur sont propres. Elle doit donc comprendre tous les cas d'existence morbide de ces courants, soit qu'ils se dirigent des centres nerveux aux extrémités nerveuses, soit qu'ils se dirigent de ces extrémités à ces centres, soit enfin qu'ils n'aient que ces centres pour siége. Il est clair qu'elle peut aussi bien intéresser l'appareil nerveux de la vie de nutrition que celui de la vie de relation.

naire, et qu'alors on ne devra pas s'étonner que souvent, à la suite d'impressions excitantes trop vives ou trop prolongées portées sur l'appareil cérébro-spinal, apparaissent des signes de dépression ou de sédation de la vie organique. Il s'agit ici, on le sent bien, des refroidissements violents qui forment le premier stade des fièvres intermittentes. Ce sera surtout quand, de longue main, une série d'influences excitantes périphériques se sera exercée, qu'éclateront en général, sous une nouvelle influence excitante occasionnelle, les phénomènes dépressifs en question. Parmi ces diverses influences je noterai, en passant, comme prédisposantes, par exemple, celles d'un climat chaud et d'une saison chaude, et comme influences ordinairement déterminantes, les excitations diurnes, telles que celles de la chaleur (M. Faure), de la lumière, du rapprochement, du soleil, du bruit, de l'état de veille, etc., etc. (1).

Mais, en même temps qu'éclateront les signes plus ou moins apparents de l'hyposthénie du système nerveux de la vie nutritive, apparaîtront aussi les phénomènes plus ou moins intenses résultant de l'excitation en question du système nerveux de la vie de

---

(1) Je ne parle pas ici de l'influence des miasmes, de l'humidité, etc., qui paraissent jouer un si grand rôle dans le développement des accès de fièvre; c'est ailleurs que je me réserve de traiter cette question à fond. Il me suffit ici de faire entrevoir l'influence des excitations périphériques, intermittentes ou non, sur la dépression des actes de l'appareil nerveux ganglionnaire, et par conséquent sur le développement des accès.

relation. Alors ce dernier système devra mieux, on le sent bien, à moins cependant qu'il ne soit tellement excité que sa faculté volitive soit compromise, devra mieux, dis-je, s'exercer, par acte volitif, au rétablissement de la tonicité compromise, c'est-à-dire au rappel de l'excitation vasculaire normale, et cela par le mécanisme indiqué plus haut, savoir : par la volition électro-positive dirigée sur les appareils musculaires de la respiration et de la circulation, et par la volition électro-négative dirigée sur les ganglions et les plexus de la vie organique.

D'après le double point de vue sous lequel j'ai examiné la question, l'on vient de voir que la fièvre intermittente n'a pas qu'un seul élément essentiel et qu'on ne peut pas plus dire qu'elle est due exclusivement à la sédation de l'appareil nerveux ganglionnaire, comme l'ont dit certains auteurs, que due exclusivement à l'excitation de l'appareil céphalo-rachidien, comme l'ont dit certains autres. Ces deux éléments forment son essence, du moment qu'en vertu des lois de balancement ou d'antagonisme nerveux, l'hypersthénie de l'appareil cérébro-spinal et l'hyposthénie de l'appareil nerveux ganglionnaire établissent deux faits solidaires l'un de l'autre.

Cette dualité d'éléments essentiels de la fièvre intermittente, je la démontrerai plus au long ailleurs, d'après l'observation médicale ; je n'ai voulu que l'énoncer ici, en conséquence des théories déduites de l'unité nerveuse et des phénomènes électro-nerveux.

J'en dis autant de l'état passager de cette sorte de fièvre, état passager qui alors trouvera naturellement son explication : d'un côté, dans la diffusibilité des forces réactives propres à l'appareil cérébro-spinal, lequel, soit dans l'état de veille, soit dans l'état d'ivresse, soit dans l'application de toute autre réaction, a pour obligation, d'après les circonstances et d'après les besoins de l'organisme, de ne pas ménager l'influx qu'il a momentanément en dépôt; d'un autre côté, dans l'inaptitude de l'appareil nerveux ganglionnaire à conserver très longtemps son excitation artificielle, 1° alors qu'il a été préalablement et de longue main subexcité, c'est-à-dire alors que son travail nutritif propre a été mis précédemment et pendant longtemps en défaut ; 2° alors que la cause excitante artificielle a cessé d'agir ; 3° alors que celle-ci a été si puissante, qu'elle a provoqué une supersécrétion critique ; 4° et alors que tendent à revenir, ou plutôt que n'ont pas cessé les conditions qui avaient d'abord donné lieu à la subexcitation préalable du même appareil.

N'oublions pas toutefois que l'appareil nerveux ganglionnaire doit conserver encore quelque temps son influx, et qu'une excitation forcée, quoique brusque, aura dû pour quelque temps le fortifier, c'est-à-dire le munir d'une certaine dose d'influx excitateur : de là, *apyrexie* plus ou moins prolongée.

Quant à la question de l'*intermittence* même, elle a reçu un commencement de solution de la part de M. Roche, quand il a dit, toutefois sans entrer dans l'essence du théorème, qu'elle était due à l'intermittence des causes. Pour moi, pénétrant plus avant, j'ai fait voir qu'il était en effet des causes excitantes et électro-positives diurnes qui devaient tendre, toutes les fois qu'elles s'exerçaient, à l'hypersthénie de l'appareil cérébro-spinal et à l'hyposthénie de l'appareil ganglionnaire. Or ceci coïncide bien avec le résultat des statistiques de M. Maillot, de MM. Antonini et Monard frères, en Afrique, et avec les observations de M. Faure en Morée : statistiques et observations d'après lesquelles les accès de fièvre intermittente se présentent en effet presque toujours, dans ces pays où elle est endémique, pendant la période diurne.

Mais nul auteur, pas même M. Roche qui se contente d'invoquer ici l'influence de l'habitude, n'a pu encore rendre compte d'une manière satisfaisante de la continuation des accès quand les causes excitantes diurnes se sont franchement modifiées, et nul auteur n'a pu encore expliquer la formation de la fièvre intermittente sous l'influence paludéenne. La forme de cet ouvrage n'a pas comporté une parelle solution : je ne puis en donner le dernier mot qu'après l'exposition d'autres considérations, et après l'appréciation d'autres causes morbides que les causes excitantes ou sédatives, exposition et appréciation que je ferai dans un autre ouvrage. Là, ces questions seront reprises et développées avec toute l'extension dont elles me semblent susceptibles; qu'il me suffise de faire remarquer que l'aperçu concis que j'en produis ici devient une nouvelle preuve irréfragable de la valeur des théories déroulées dans ce travail.

De même que plus haut j'ai jugé que la fièvre continue, que les maladies inflammatoires devaient être plus fréquentes dans le Nord que dans le Midi, dans les saisons froides que dans les saisons chaudes; de même ici je suis porté à juger que les fièvres intermittentes, les névroses cérébro-spinales avec plus ou moins d'hyposthénie de l'appareil nerveux ganglionnaire, doivent être plus fréquentes dans le Midi que dans le Nord, dans les saisons chaudes que dans les saisons froides, et présenter leurs accès plutôt le jour que la nuit. Ceci concorde parfaitement avec l'observation médicale, se rapporte assez bien avec la loi d'antagonisme, récemment mise en avant par M. Boudin, entre les fièvres qu'il appelle paludéennes et les fièvres typhoïdes, et se trouve en accord avec l'observation ancienne de la fréquence, sous l'empire du froid, des maladies de l'appareil respiratoire qui paraît recevoir son innervation principale de l'appareil ganglionnaire, et de la fréquence, sous l'empire de la chaleur, des maladies de l'appareil digestif qui a de si grandes sympathies avec l'appareil cérébro-spinal; mais ceci peut enfin mettre un terme, chose depuis si longtemps désirée! aux dissidences déplorables qui existent entre les écoles médicales du Nord et du Midi, qui, prenant leurs observations sous des constitutions différentes, n'ont chacune aucun système exclusif de pathologie et de thérapeutique à imposer à l'autre.

CHAPITRE XVIII.

De la sédation morbide, ou de l'asthénie.

Si la stimulation morbide est le résultat direct de l'exagération des courants nerveux normaux, la sédation morbide ou l'asthénie sera le résultat direct du calme outré de ces courants.

Mais le résultat asthénique peut être indirectement la conséquence de l'excitation : ainsi l'asthénie peut très bien atteindre l'appareil nerveux ganglionnaire, quand l'excitation, par exemple, portée à l'état de fièvre, a été tellement vive ou tellement prolongée qu'elle a essentiellement nui à l'accomplissement régulier des actes végétatifs. Dans ce cas, d'un côté les fluides épuisés de leurs éléments excitateurs et nutritifs, de l'autre côté les tissus devenus plus lâches et moins contractiles sous les actions expansives des courants électro-thermaux, et d'autre part enfin les nerfs altérés eux-mêmes physiquement ou chimiquement, et par conséquent dépourvus d'une partie de leur faculté de transmission, concourent en définitive à la détresse, à l'asthénie nutritive.

Dans l'appareil cérébro-spinal l'abattement peut survenir plus facilement et plus promptement encore sous les influences de la douleur, de la fatigue, de l'abus; comme aussi il peut provenir directement du défaut de jeu de cet appareil : c'est ainsi que l'on voit s'atrophier les nerfs qui sont condamnés à l'inaction.

L'appareil nerveux ganglionnaire habituellement subexcité tend, sous l'influence redoublée des causes subexcitantes pour lui ou excitantes pour l'autre appareil nerveux, à l'asthénie végétative morbide, dont un signe positif est la détresse de la faculté de produire du calorique; mais, ainsi que nous l'avons vu plus haut, les réactions mises en jeu par l'autre appareil, si celui-ci n'est pas hyposthénisé par quelque cause directe ou indirecte, pourront lui rendre sa tonicité compromise.

L'accès pernicieux *algide* me semble être la phénoménisation de l'asthénie des deux systèmes nerveux, soit que le système cérébro-spinal, qui ne peut plus réagir ici, soit directement déprimé par une cause asthénisante directe, ou, ce qui doit être plus fréquent, par une cause asthénisante indirecte, telle qu'une excitation vive ou prolongée qui l'aura jeté dans le collapsus, alors qu'il avait le plus besoin de son influx d'aptitude pour ramener la tonicité compromise dans l'appareil végétatif.

Quand l'appareil cérébro-spinal se trouve sous

des influences sédatives directes, il tend bien moins à l'asthénie que l'appareil nerveux ganglionnaire placé sous des conditions analogues : cela tient à ce que l'appareil nerveux ganglionnaire, s'excitant sous l'exercice des sédations cérébro-spinales ou périphériques, peut alors payer à l'axe cérébro-spinal un tribut considérable d'influx d'aptitude. Toutefois les extrémités nerveuses périphériques, étant moins bien nourries, finiront par devenir obtuses, et même, à un certain degré d'hypersthénie habituelle dans la vie végétative, on verra les facultés cérébrales perdre de leur vivacité et de leur énergie. C'est ce que l'on voit, en effet, chez les hommes du Nord et chez les tempéraments athlétiques.

Ainsi, il sera vrai de dire qu'en général l'hyposthénie habituelle d'un système tend à rendre ce système de plus en plus impropre à ses actes fonctionnels; ce sera surtout l'atteinte portée à sa nutrition propre qui, on le sent bien, déterminera finalement en lui cette inaptitude.

CHAPITRE XIX.

Des spécialités morbides.

Les états d'irritation , d'inflammation et de fièvre peuvent présenter des caractères spéciaux, comme les causes morbides impressives, comme les organes impressionnés.

Cela se déduit évidemment du jeu des affinités , ou des répulsions spéciales qui peuvent exister entre les molécules impressives et les molécules impressionnées. Le virus A a de l'affinité pour la molécule A' d'un nerf, et non pas pour les autres molécules ; ce sera dès-lors la molécule A' qui prendra le cachet électrique attractif, et qui le transmettra dans le nerf ou dans l'organisme aux molécules qui lui sont similaires, et non aux autres : de sorte que les molécules similaires en question seront constamment les seules affectées par ce jeu d'attraction, de sorte enfin que le résultat morbide sera toujours subordonné aux qualités du virus *A*, de la molécule *A'*, etc.

On aura par cela la conception, d'un côté, des affections contagieuses, épidémiques, endémiques, etc., et, d'un autre côté, celle des caractères particuliers que chacune de ces affections irritatives ou autres peut prendre dans chaque organisme individuel, au sein duquel en effet l'impression de la cause sera modifiée en qualité, d'après la qualité de la matière organique impressionnée.

Ceci nous amènera encore à reconnaitre cette grande vérité proclamée par le génie de Broussais : qu'une foule de résultats spéciaux morbides peuvent émaner d'un seul fait capital, de l'irritation.

Il pourra se faire que l'influence de telle cause impressive détruise, fasse décomposer sous son action électrique telle série de molécules similaires du corps organique à laquelle sa qualité la forçait de s'attaquer, et que sous une seconde impression de cette cause celle-ci ne puisse plus exercer la même action sur l'organisme, faute de la série de molécules décomposables par elle qu'elle avait rencontrée et détruite la première fois. Ceci nous rend compte de l'immunité dont jouissent les individus pour certaines affections, après en avoir été affectés une fois (variole, rougeole, etc.).

Il peut même se faire qu'une cause morbide fasse décomposer dans l'organisme une série de molécules attaquables aussi par une autre cause, et que dèslors la première établisse l'immunité pour l'affection que doit provoquer la seconde. Ainsi peut se concevoir l'influence du vaccin sur l'immunité de la variole.

L'asthénie, qui est le résultat du calme anormal des courants électriques normaux, qui est le degré morbide de la sédation, aura aussi ses caractères spéciaux. On ne confondra pas en effet la sédation produite, par exemple, par l'administration des acides tartriques ou citriques, et celle qui est le résultat de l'acide hydrocyanique ou de l'opium. Ce que Broussais a dit pour l'irritation peut donc aussi se dire pour l'asthénie.

Je ne saurais trop le répéter : ce sont les affinités ou les répulsions spéciales des corps inorganiques qui doivent nous rendre compte de ces résultats dans la nature organique, et par conséquent, je ne saurais trop le répéter aussi, ce sont les jeux électriques de la matière qui donnent lieu, dans la nature organique, à ces affinités ou à ces répulsions.

Par suite de ces considérations, on comprendra désormais comment avec ces deux seuls types morbides, irritation et asthénie, il s'offre cependant tant de variétés dans les résultats pathologiques.

CHAPITRE XX.

RÉSUMÉ GÉNÉRAL.

Proposition I. Il est un grand centre nerveux, en partie parfait et en partie imparfait conducteur des fluides nerveux et électrique, auquel sont continus deux systèmes de cordons nerveux. L'un de ces systèmes, en communication avec les corps extérieurs ou avec des agents de motilité propres à réagir sur les corps extérieurs, est un parfait conducteur, et l'autre, en rapport avec la partie intime des organes, est un imparfait conducteur des mêmes fluides, qu'il peut par conséquent conserver en dépôt, soit dans ses rameaux, soit dans des points d'arrêt ou centres particuliers qu'il offre de distance en distance. Cet ensemble organique démontre anatomiquement l'unité de l'appareil nerveux.

Proposition II. Physiologiquement, la notion de

cette unité est fondée : 1° sur les modifications sensitives ou autres exercées sur le centre général par quelque système de rameaux que ce soit, après certaines impressions expérimentales ou normales plus ou moins répétées (chap. I.); 2° sur les faits d'observation qui démontrent un état de balancement dans le résultat des impressions reçues par les deux systèmes (chap. IV.); 3° sur l'impossibilité de l'entretien prolongé de la vie, quand le centre général n'existe pas ou n'existe plus (chap. VIII.)

PROPOSITION III. Toute impression exercée sur les extrémités ou dans l'intimité de l'appareil nerveux y détermine, *de toute nécessité*, des courants électriques qui, transmis par des rameaux entourés d'une membrane isolante, vont, selon le pouvoir plus ou moins bon conducteur de la pulpe de ces rameaux, influencer plus ou moins rapidement le centre général, et de là les autres rameaux qui aboutissent à lui.

PROPOSITION IV. L'électricité des machines pouvant, à très faible dose, après avoir pénétré les nerfs jusqu'au centre général, exciter en celui-ci un principe sentant, dit animal, il est clair que le fluide électrique, émané de toute impression d'un corps matériel ou impondérable exercée sur les nerfs présidant à la sensibilité, doit aussi exciter ce principe sentant, et, si ce principe sentant réside en effet dans le centre général, être le fluide normal et suffisant des nerfs dits de la sensibilité.

PROPOSITION V. Il est un agent impressif de qualité électrique constante s'appliquant aux extrémités du système nerveux imparfait conducteur ou ganglionnaire, et parcourant l'intimité de tout l'appareil nerveux : cet agent, c'est le sang. D'après certaines expériences physiques (Bellingeri, Coudret, Pfaff, etc.), l'état alcalin de ce liquide, les particularités offertes par les actes chimiques d'hématose et de nutrition, les phénomènes d'endosmose, diverses excitations révulsives, etc., etc., il a été démontré dans cet ouvrage que l'impression de ce sang est, par conflit physique ou chimique, de qualité électro-positive. En conséquence, cette impression doit attirer plus ou moins lentement vers elle, de toutes les parties de l'appareil, du fluide électro-négatif, tandis qu'elle doit tendre à en repousser plus ou moins lentement du fluide électro-positif qui, dès-lors, se porte vers les points de l'appareil moins électro-positivement impressionnés.

PROPOSITION VI. Circulant avec le sang, il est un agent impressif interne qui a les mêmes qualités électriques, et par conséquent les mêmes influences sur le système nerveux que ce liquide : cet agent c'est le calorique, résultant des actions chimiques auxquelles ce sang est soumis.

PROPOSITION VII. Il est des agents impressifs s'exerçant sur les extrémités du système nerveux bon conducteur, ou cérébro-spinal. Ces agents, dits externes, sont en général moins électro-positifs que les agents impressifs internes; ils doivent, en conséquence, moins fortement repousser le fluide électro-positif du dehors au dedans que ne le font ces derniers agents du dedans au dehors. Cependant, il faut le dire, ils sont plus ou moins électro-positifs :

ainsi, par exception, ils peuvent quelquefois l'être plus que le sang et que le calorique interne , et quelquefois au contraire être franchement électro-négatifs. Il est clair que, dans ces cas divers , ils doivent plus ou moins favoriser , par influence opposée , le jeu des impressions internes.

PROPOSITION VIII. Parmi ces agents externes il en est même un que nous avons vu être aussi un agent impressif interne : je veux parler du calorique. Eh bien! il est en effet remarquable que , lorsque son impression externe tend à dominer ou à s'effacer, les résultats de son impression interne , comme aussi de celle du sang , se dépriment ou s'exagèrent : c'est donc le fluide électro-positif repoussé par celle-là qui va s'offrir en trop forte ou en trop faible quantité à celles-ci, au point de leur neutraliser ou de leur activer leurs effets. Ce fait offre une démonstration frappante de l'identité du fluide nerveux et du fluide électrique , et démontrerait encore la qualité électro-positive de l'impression sanguine et la qualité électro-positive des agents stimulants qui agissent dans le sens du calorique , si d'autres faits n'étaient déjà produits en faveur de ces théorèmes.

PROPOSITION IX. Le fluide électrique en circulation dans l'organisme à la suite des diverses impressions, y conservant ses propriétés, y produit *nécessairement* des effets physiques ou chimiques résultant de l'application active de ces propriétés sur des organes éminemment aptes à répondre à leurs incitations.

PROPOSITION X. Il suit de là que les courants électriques normaux , en s'exagérant ou en se modérant

dans un appareil nerveux, en suractivent ou en sub-
activent les actes physiques ou chimiques qu'ils
peuvent mettre en jeu (excitation et sédation).

PROPOSITION XI. Quand un agent impressif appelle
une certaine espèce d'électricité du côté des extrémités nerveuses qu'il impressionne, il a ses effets
d'impression augmentés, si le système nerveux lui
envoie déjà par lui-même de ce fluide qu'il appelle; il
les a au contraire déprimés, si le système nerveux
lui envoie par lui-même du fluide contraire.

PROPOSITION XII. Un acte impressif est, d'après cela,
plus ou moins puissant sur un système nerveux,
selon qu'un agent impressif de nature électrique inverse ou de même nature s'exerce sur le système
opposé, ou selon que, par effet volitif central, le
fluide électrique appelé par cet acte se porte vers
le point où il s'exerce, ou se retire de ce point.

PROPOSITION XIII. Le fluide électro-positif résultant
du conflit des impressions internes, après avoir
pénétré et traversé le centre céphalo-rachidien, a
deux issues : l'une, les rameaux périphériques qui
sont en rapport avec une atmosphère en général de
qualité moins électro-positive que celle des agents
impressifs internes; l'autre, les rameaux musculaires
qui sont en contact avec des fibres musculaires électro-
négatives. Ce fluide a à prendre l'une ou l'autre de
ces deux voies. Mais il existe, dans le centre céphalo-
rachidien, un réservoir imparfait conducteur : eh
bien ! en s'accumulant en lui, le fluide électro-
positif y excite un principe particulier sensitif, *le
principe animal, l'âme*, qui a la faculté de retenir

plus ou moins longtemps ce fluide , ou du moins de
le diriger à sa guise vers les extrémités musculaires,
pour pouvoir modifier , par le mouvement qui doit
résulter de cet envoi, le jeu des impressions externes,
selon qu'elles suscitent en lui un sentiment de convenance ou de non - convenance. Toutefois les impressifs externes électro-négatifs , ou moins électro-
positifs que les impressifs internes , enlèvent aussi
une partie de ce fluide.

Proposition XIV. L'accumulation du fluide électro-positif détermine par là , dans le centre nerveux
général , une période particulière d'activité ou d'aptitude animale , la période de *veille*. Mais une fois
que, par le travail des volitions ou des dépenses de
motilité et par l'effet de la répétition d'impressions
externes électro-négatives , ou moins électro-positives que les impressions internes, ce fluide s'est dis-
sipé, le principe particulier sensitif et volitif n'est
plus excité : alors il ne sent plus , il ne veut plus , il
n'agit plus ; et cet état de repos forcé constitue, pour
l'individu , la période de *sommeil*.

Proposition XV. Pendant la période de sommeil ,
le fluide électro-positif, qui s'était accumulé dans la
chaine ganglionnaire par le fait des impressions internes, se porte lentement vers l'axe cérébro-spinal,
pendant que de nouvelles quantités de ce fluide, résultant toujours des impressions internes dont l'exercice n'a pas discontinué, le remplacent incessamment pour se porter encore et dans cet axe et dans
certains appareils musculaires (notamment dans la
trame du cœur), dont l'exercice , pouvant être indé-

pendant de la volition directe du principe animal ,
exécute des mouvements propres à renouveler et
à faciliter sans cesse le jeu de ces impressions internes. Par ce mode complexe l'accumulation du fluide
électro-positif se reconstitue, par degrés, dans le ganglion cérébro-spinal , pour ramener la période de
veille.

PROPOSITION XVI. L'état de veille tend progressivement à exciter les actes végétatifs en privant de
leur électricité positive en tension et le centre céphalo-rachidien et , par influence de continuité , les
centres ganglionnaires , c'est-à-dire en permettant,
d'après cela , un abord plus considérable de fluide
négatif vers les extrémités nerveuses végétatives.
Le sommeil , au contraire , tend progressivement à
les modérer en opposant de plus en plus dans l'axe
cérébro-spinal un dépôt électro-positif au fluide électro-négatif, qui tendrait à se porter vers les impressions internes attractives, et qui ne s'y porte plus
aussi bien, retenu qu'il est par l'influence attractive
de l'électricité positive du centre cérébro-spinal. On
voit par tout cela que toute volition centrale tend à
envoyer du fluide électro-positif dans les rameaux de
l'appareil de la vie animale, et tend , à l'instar des
impressions électro-négatives périphériques , à envoyer du fluide électro-négatif dans les rameaux de
l'appareil de la vie organique.

PROPOSITION XVII. Les impressions internes attirant du fluide électro-négatif, et puis ce fluide y étant
poussé par les impressions externes en général électro-négatives et par chaque effort de volition cen-

trale, le fluide qui pénètre les nerfs présidant aux actes chimiques végétatifs doit être du fluide électrique.

Proposition XVIII. La contraction musculaire peut être due, si l'on admet les dispositions anatomiques indiquées par MM. Prévost et Dumas, au plissement des fibres musculaires opéré par des filets nerveux parallèles qui leur sont fixés et qui s'attirent les uns les autres en vertu des courants électriques qui les parcourent : ou bien, si l'on admet les dispositions anatomiques observées par Schwann, elle peut être due, selon moi, à l'épaississement et au raccourcissement des fibres musculaires, d'après la tension électrique du réseau nerveux qui les entoure.

Proposition XIX. Les impressions internes donnant lieu à des courants électro-positifs centripètes, et puis la contraction pouvant s'opérer au moyen de ces courants devenus centrifuges, l'électricité doit constituer le fluide nerveux répandu dans les rameaux nerveux qui vont animer la contraction musculaire.

Proposition XX. Des impressions se font dans toute l'intimité et sur toute la périphérie du système nerveux : tout le système nerveux produit donc du fluide électrique, c'est-à-dire du fluide pouvant influencer ou animer, d'après ses propriétés physiques ou chimiques, les fonctions physiques ou chimiques de la vie, par conséquent du fluide nerveux.

Proposition XXI. L'appareil nerveux végétatif se suffit *pendant quelque temps* à lui-même, d'après l'existence de ses réservoirs particuliers, pour l'exécution de ses actes spéciaux. Pour l'entretien *permanent* de ses fonctions il tire de lui-même une partie de l'influence nécessaire, et une partie lui est prêtée par l'appareil de la vie animale qui, de son côté, reçoit de lui un tribut notable d'influence.

PROPOSITION XXII. Les courants électro-nerveux traversant des corps organiques, c'est-à-dire des corps en équilibre moléculaire chimique très instable, engendrent sans cesse dans leur trajet, par suite des actions chimiques qu'ils y provoquent ou qu'ils y activent, de nouveaux courants. Le fluide nerveux a donc en lui-même une force génératrice. Il ne faut pas dès-lors s'étonner que des molécules, comme celles des ganglions, non animées d'un principe sensible et intelligent, aient cependant une certaine puissance volitive, c'est-à-dire une force capable d'opérer des contractions et de rendre plus vifs certains conflits impressifs. Le mouvement, j'oserai dire fermentescible, qu'il faut traduire par le mot *vital*, qui s'exécute en eux, rend compte de cette puissance.

PROPOSITION XXIII. La calorification est due, 1° par action chimique, à l'ensemble des conflits chimiques exercés entre les agents excitateurs et alimentaires (air, chyle, etc.) et le sang, entre les divers éléments du sang, entre le sang et les tissus et entre les divers éléments des tissus; 2° par action physique, au passage de courants électriques dans les conducteurs.

PROPOSITION XXIV. Comme les courants électriques, les courants thermaux engendrent de nouveaux courants électriques, et par conséquent électro-thermaux.

Proposition XXV. La calorification, étant surtout due à l'exercice des actes végétatifs, est contrariée par l'application des stimulants externes, et au contraire excitée par celle des sédatifs externes.

Proposition XXVI. Dans l'acte végétatif, le sang apporte aux tissus des matériaux d'assimilation. Avant de s'assimiler, ceux-ci doivent permettre aux solides d'abandonner les produits de leur décomposition incessante, et au sang de s'approprier ces mêmes produits. Pour cela, la partie la plus nutritive du sang, le globule, est enveloppée par une substance, l'hématosine, qui, outre qu'elle est excitante du mouvement électrique, paraît s'emparer de l'acide carbonique des solides, et qui, dès-lors, neutralisée par cette combinaison, laisse à la partie centrale du globule la latitude d'être assimilée. Un phénomène analogue a sans doute lieu dans le sérum, dont la partie albumineuse dissoute, formant un albuminate de soude (Berzélius), doit, en présence de l'acide carbonique produit de la décomposition, perdre la soude qui l'accompagne, et, devenant libre alors, se concréter pour s'assimiler.

Proposition XXVII. Dans l'acte d'hématose, le sang, dont l'hématosine avait été neutralisée, reprend son pouvoir excitant; l'addition de l'oxygène de l'air crée une nouvelle hématosine écarlate; la soustraction de l'acide carbonique fait passer à l'écarlate celle qui était brune; mais en même temps, à mesure qu'il traverse le sang pour s'échapper, cet acide fait concréter une certaine quantité d'albumine, et celle-ci devenue fibrine finit par adhérer, par antagonisme électrique, avec l'hématosine écarlate.

PROPOSITION XXVIII. L'acte nutritif est plus moins excité, on le sent bien, selon la composition plus ou moins stimulante du sang, selon les sédations ou les excitations périphériques, et selon l'état d'action ou de repos du principe volitif. Il peut être tellement excité que les matériaux assimilables se dissocient avant leur assimilation; comme aussi il peut être tellement déprimé que les matériaux ne soient pas assez bien attirés par les solides, ou ne soient pas soumis à un travail préalable d'une certaine décomposition qui, selon Burdach, leur est propre avant l'assimilation.

PROPOSITION XXIX. La continuité de l'excitation tendant à son exagération, tendant à l'expansion anormale et même à la décomposition des tissus, nécessitait, à côté des matériaux excitateurs, un élément modérateur. Un élément tendant à augmenter la rigidité moléculaire des tissus, et par conséquent à augmenter la puissance des actes contractiles, devait suffire, dût cet élément être en même temps pour les nerfs un élément excitateur. C'est pourquoi le fer, agent astringent, mais susceptible de former, dans l'acte végétatif, des combinaisons chimiques excitatrices, se trouve faire partie du sang; d'après ses propriétés physiques il agit sur la contractilité organique, et d'après ses propriétés chimiques sur l'excitabilité : il fonde donc un *tonique* parfait.

P**roposition** XXX. Au sujet de ce qui vient d'être résumé jusqu'ici, l'on n'a besoin, pour l'explication des phénomènes vitaux, que d'en appeler au type électrique commun. Mais les impressions ont chacune un caractère particulier prêtant un nouvel aspect au type électrique commun : cela tient à la diversité de leur substance et de leurs conditions matérielles, déterminant dans les nerfs certaines sympathies ou certaines antipathies moléculaires particulières. Comme la transmission se fait aussi d'après des phénomènes d'attraction et de répulsion moléculaires, il est clair que l'impression particulière conservera l'influence de sa particularité au bout du conducteur opposé à celui qui a été impressionné. Des faits physiques ou chimiques font foi de ces particularités dans la nature inorganique, elles doivent donc exister dans la nature organique; et de même que les agents impressifs, chaque nerf présentant ses conditions propres, doit présenter aussi ses *spécialités* attractives ou répulsives. Dès-lors c'est bien un fluide placé sous les lois ou sous les conditions du fluide animant les corps inorganiques qui circule dans les nerfs (1).

(1) Si l'on ne veut pas que ce fluide soit, au sein des substances organiques comme au sein des substances inorganiques, du fluide électrique, alors qu'il se manifeste par des attractions , des répulsions ou des sensations spéciales , on ne pourra empêcher que l'électricité ne l'accompagne et ne concoure à ses effets d'attraction, de répulsion et de sensation : mais cela forcera d'admettre dans l'économie, au lieu d'un seul fluide nerveux, un nombre infini d'autres fluides nerveux , par exemple un fluide pour chaque nerf, lequel fluide variera de nature

PROPOSITION XXXI. La variété des sensations, le choix des matières absorbées, celui des matières sécrétées et la propagation des espèces s'expliqueront par ces affinités ou ces répulsions propres à chaque molécule à l'égard d'autres molécules.

PROPOSITION XXXII. Chaque individu ayant une organisation générale propre, par conséquent aussi une organisation nerveuse propre, aura un agent électro-nerveux ou vital propre ; cet agent devra constamment impressionner ou exciter le principe animal, d'après sa qualité spéciale : de là résultera pour ce principe une manière de sentir et par con-

d'un instant à l'autre selon le corps ou la modification de corps qui viendra y établir une impression ; comme aussi cela forcera d'admettre au sein de chaque corps inorganique, selon les circonstances diverses où il se trouvera, un très grand nombre de fluides animateurs de ses puissances d'affinité, de cohésion, de répulsion, de cristallisation, etc. Mais ce sont ces phénomènes d'affinité, de cohésion, de répulsion, de cristallisation, etc., dans les corps inorganiques, que tous les savants résument sous un phénomène-type, l'animation électrique. Selon eux, si deux corps s'attirent, c'est qu'ils sont animés d'une électricité contraire ; s'ils se repoussent, c'est qu'ils sont animés de la même électricité : c'est donc bien l'électricité qui est spécialisée dans chaque cas spécial d'attraction ou de répulsion observé. Si cela est ainsi, c'est-à-dire, si dans les corps inorganiques tous les fluides animateurs se résument en un seul fluide reconnaissable à une condition générale, il faut qu'il en soit de même dans le système nerveux, tant que ces fluides ne présenteront que les propriétés que nous reconnaissons au fluide électrique, savoir : celles de pouvoir provoquer des sensations, des contractions, des actions chimiques, etc., etc. Évidemment ici ces fluides ne seront, comme dans le premier cas, séquent d'être toute spéciale, c'est-à-dire, de là se déterminera ce qu'on appelle le caractère de l'individu. Cela fera concevoir la transmissibilité des caractères des parents aux enfants, et la diversité des caractères, des penchants, des habitudes, etc., etc.

PROPOSITION XXXIII. La *vie* mise en activité par un courant électrique, spécialisé ou non, se maintient au moyen d'une *pile électrique* qui a son pôle positif dans les appareils périphérique et musculaire et son pôle négatif dans l'appareil vasculaire, qui par l'effet

que des conditions de la matière, et on ne pourra pas plus leur refuser le titre d'électricité qu'on ne le leur refuse dans chacun des corps inorganiques, où cependant chacun d'eux présente aussi des caractères spéciaux, c'est-à-dire des conditions spéciales d'affinité ou de répulsion.

En d'autres termes, le fluide nerveux n'est pas plus un fluide distinct du fluide animateur des corps inorganiques, que ce dernier fluide n'est distinct dans un de ces corps quelconques de celui qui anime un autre corps du même règne. Si dans le règne inorganique ce fluide est de l'électricité, il sera de l'électricité dans le règne organique ; s'il n'est pas de l'électricité dans le premier règne, il n'en sera pas dans le second : mais il sera toujours un fluide émanant de la matière et jouissant des qualités générales de tout fluide émanant de la matière considérée sous son aspect inerte.

On voit par tout ceci que si, dans cet ouvrage, j'ai considéré le fluide vital comme étant de l'électricité, je n'ai entendu désigner par le mot d'électricité qu'un fluide attractif ou répulsif, selon les circonstances, ne devant son développement qu'à des conditions impressives, physiques ou chimiques, non distinctes de celles qui s'offrent dans la matière inerte, quand elle donne des signes, soit d'attraction, soit de répulsion, à tort ou à raison dites électriques.

de son propre jeu renouvelle incessamment ses éléments, et qui chez certains êtres (les animaux) se fait
servir pour cet entretien par un principe intelligent
de nature inconnue, que ce jeu excite par intervalles.

PROPOSITION XXXIV. La tonicité générale, ou la
santé, résulte d'un équilibre déterminé entre le jeu
de cette pile et son organisation. Si l'équilibre s'altère, si, par exemple, les courants électriques sont
trop intenses (stimulation, sthénie), ou trop faibles
(sédation, asthénie) pour l'entretien et le jeu régulier
de la pile, il y a tendance à la *maladie*, ou *maladie*.

PROPOSITION XXXV. Dans la maladie il faut distinguer non-seulement l'état sthénique ou asthénique,
mais encore la spécialité de ces deux types morbides,
c'est-à-dire la qualité des courants électriques trop
intenses ou trop faibles. Ainsi, si chaque nerf, si
chaque agent impressif, si chaque agent constitutif
ont leur caractère particulier de structure ou d'organisation, ils pourront du sein de cet état sthénique
ou de cet état asthénique faire jaillir divers caractères
morbides. Broussais est l'auteur qui, sans être entré
dans l'essence de la question, a pourtant, par un bril-
lant effort de génie, le mieux conçu cette multiplicité
de résultats pouvant émaner d'une unité ou plutôt
d'une dualité morbides.

PROPOSITION XXXVI. Quand, sous une influence
électro-thermale trop puissante, l'excitation normale
s'exagère, les décompositions soit du sang, soit des
tissus se font trop rapidement ; l'assimilation ne peut
se faire convenablement avec la tendance à l'expansion qu'offrent les diverses molécules, et le mouve-

ment sanguin finit même par s'entraver à cause de l'altération profonde portée à la contractilité normale des tissus. L'acte organique est donc en souffrance, par excès même de la cause motrice. Telle est l'essence de l'*irritation*.

PROPOSITION XXXVII. Si l'irritation se maintient, la décomposition atteint, d'après un mode plus anti-vital encore, les fluides et les solides. Dans le sang, l'hématosine se sépare de la fibrine des globules bien avant l'instant de l'assimilation ; elle est dissoute ou absorbée par les capillaires qui bordent le foyer de l'irritation, car elle seule peut encore exciter leur contractilité ; mais la fibrine reste ; bien plus, de l'albumine se concrète en abondance sous l'action de l'énorme quantité d'acide carbonique mis en liberté par l'acte de décomposition : et alors, par degrés, une coloration blanchâtre est donnée au sang rendu stationnaire et ainsi changé en pus. Dans les tissus, le mouvement expansif augmentant physiquement et chimiquement, il y a rupture et désorganisation. Telle est l'essence de l'*inflammation*, de la *suppuration*, etc.

PROPOSITION XXXVIII. La stimulation tend à se propager dans tout le système nerveux qu'elle intéresse, car ce système est un, car des courants exagérés engendrent de nouveaux courants, car il se forme même quelquefois au sein des tissus et des fluides de nouveaux produits matériels d'excitation. Telle est la *névrose*, se généralisant dans un système.

PROPOSITION XXXIX. La névrose cérébro-spinale tendra à l'exaltation des actes de la vie animale.

19*

La névrose de l'appareil nerveux ganglionnaire tendra à la fièvre, comme du reste à l'irritation, à l'inflammation, etc. : car tous ces actes morbides ne résultent, pour constituer la phlogose, que du conflit exercé entre le sang plus ou moins altéré et les filets névrosés. La fièvre sera la stimulation sanguino-nerveuse généralisée dans l'appareil, et l'irritation et l'inflammation seront les résultats locaux du progrès de cette stimulation soit localisée, soit généralisée.

PROPOSITION XL. L'irritation et l'inflammation ne seront jamais générales, parce que, d'abord localement constituées, elles formeront des foyers de stimulation assez violents pour exercer une puissante révulsion par rapport à une grande quantité d'autres points de l'économie, c'est-à-dire, parce qu'elles attireront à elles assez de fluide électro-négatif pour que celui-ci n'ait pas assez de tension dans tous les autres points pour pouvoir y engendrer l'irritation ou l'inflammation. Il n'y aura que les points dits sympathiques qui pourront partager ces états.

PROPOSITION XLI. Il y a une fièvre *générale*, mais il ne peut y avoir de fièvre *essentielle*, parce qu'il n'y a pas de fièvre sans concours des deux agents réciproquement impressifs, sang et nerfs. Si l'on veut entendre par fièvre essentielle une fièvre existant sans lésion matérielle portée au degré de l'inflammation, il y aura une fièvre essentielle; mais toujours alors il y aura soit dans le liquide impressif, soit dans le tissu impressionné, exagération de leur acte végétatif de décomposition, c'est-à-dire un premier degré vers l'inflammation.

PROPOSITION XLII. La fièvre, l'irritation, l'inflammation, etc., peuvent être spéciales comme les causes qui les provoquent : cela se conçoit, si ces causes mettent en jeu une électricité qui leur est propre. Mais aussi, si chaque cause morbide met en jeu une électricité à elle propre ou spéciale, on sera conduit à affirmer que le fluide nerveux ou l'agent vital, en présentant des qualités anormales, sera lui-même malade comme les tissus qu'il parcourt, malade non-seulement sous le rapport de la quantité, mais encore, il faut le répéter, sous le rapport de la qualité. Cette conclusion surprendra beaucoup, mais elle ressort des lois physiques. Toutefois l'agent nerveux ne sera jamais malade sans la maladie de la matière, puisque c'est d'elle qu'il émane.

PROPOSITION XLIII. L'asthénie est le résultat direct du calme anormal des courants nerveux normaux.

PROPOSITION XLIV. Mais ce résultat peut être lui-même la conséquence de l'excitation.

PROPOSITION XLV. Comme c'est surtout l'état plus ou moins normal de la nutrition dans les nerfs qui fonde leur aptitude ou leur inaptitude fonctionnelle, si l'on suppose qu'à la suite soit d'excitations, soit de sédations anormales et prolongées, leur nutrition propre a pu s'être altérée, il est clair que leur pouvoir conducteur peut, à la longue, s'altérer aussi sous l'influence de ces mêmes causes : d'où l'on voit que l'hyposthénie habituelle d'un système tend à rendre ce système de plus en plus impropre à l'accomplissement de ses fonctions.

PROPOSITION XLVI. L'asthénie présentera ses résultats spéciaux, comme la stimulation morbide présente les siens; car le corps impressif, sédatif ou asthénisant aura ses conditions spéciales d'essence, de structure, etc.

PROPOSITION XLVII. La fièvre sera en général *continue* ou tendra à la continuité quand la stimulation sera puissamment et primitivement fixée dans l'appareil nerveux végétatif, et surtout quand cet appareil n'aura pas été antérieurement soumis à une cause hyposthénisante habituelle.

PROPOSITION XLVIII. Elle devra être de peu de durée et tendre, d'après le retour intermittent des causes, à l'*intermittence*, quand la stimulation sera primitivement fixée dans l'appareil de la vie animale, pourvu toutefois qu'elle n'y soit assez vive pour y provoquer directement l'inflammation, pourvu que la réaction céphalo-rachidienne ne soit assez intense pour donner lieu, à la suite de la fièvre provoquée par elle, à une forte irritation ou à une inflammation dans l'appareil végétatif, et pourvu que celui-ci ne soit déjà disposé à l'irritation, c'est-à-dire déjà habituellement hypersthénisé.

PROPOSITION XLIX. La sédation du système nerveux périphérique devra entraîner l'excitation de l'appareil nerveux ganglionnaire, et, étant trop exagérée, la fièvre continue, l'irritation et l'inflammation.

PROPOSITION L. La sédation de l'appareil nerveux végétatif devra généralement entraîner l'excitation cérébro-spinale, non pas d'abord par suite de la plénitude électro-positive de l'axe cérébro-spinal, mais d'abord, d'un côté, par suite de la sensation du dan-

ger donnée au principe animal, et plus tard, d'un
autre côté, par suite des efforts de réaction tentés par
ce principe, lesquels finiront par exciter, dans l'axe
cérébro-spinal comme partout ailleurs, l'énergie végétative, et, une fois la fièvre déclarée, par donner à
cet axe de nouvelles quantités de l'influx d'aptitude.
La conséquence de cette sédation devra être la fièvre
passagère, et, avec la répétition régulière des mêmes
causes, la fièvre intermittente.

PROPOSITION LI. L'intermittence peut être due à
l'intermittence des causes qui, tout en jetant dans
l'hyposthénie le système nerveux ganglionnaire, hy-
persthénisent le système nerveux cérébro-spinal.

PROPOSITION LII. La constitution des fièvres intermittentes est, en général, préparée par un état habituel excitant de l'atmosphère (latitudes méridionales,
saisons chaudes, etc.).

PROPOSITION LIII. Leur développement est le plus
souvent déterminé par les impressions régulières
diurnes (chaleur, lumière, rapprochement du soleil,
bruit, etc.) que nous savons être, en général, excitantes et de qualité électro - positives relativement
aux impressions nocturnes (froid, obscurité, éloi-
gnement du soleil, silence, etc.).

PROPOSITION LIV. Si d'un côté, par l'étude du jeu
naturel de l'électricité nerveuse, j'ai fondé la théorie
des principaux phénomènes de la vie, si d'un autre
côté il est un grand nombre de faits déjà produits
par les savants en faveur de l'identité du fluide nerveux et du fluide électrique, et si d'autre part enfin
il n'est aucun fait qui infirme la notion de cette iden-

tité, ainsi que je l'ai prouvé en renversant une à une les objections capitales que l'on avait élevées contre elle, la notion du principe ou de l'agent vital serait dès aujourd'hui une acquisition fondamentale pour la science, et celle-ci ne serait plus comme par le passé réduite à n'être qu'un ensemble de propositions contradictoires et mobiles comme les hypothèses qui ont été jusqu'ici leur unique appui.

Je termine ici cet exposé de la théorie de l'action nerveuse : il constitue l'exposé d'une nouvelle doctrine physiologico-médicale, que l'on pourra appeler, si l'on veut, *doctrine électro-nerveuse.* En l'écrivant j'ai marché dans les voies tracées par les sciences physiques, et je ne doute pas que les efforts subséquemment tentés, soit par la voie de l'expérience, soit par celle de l'observation, ne confirment des conclusions déjà convenablement étayées et sur les faits mêmes et sur une incontestable déduction.

Dans un autre ouvrage, tout en tenant compte des déductions et des faits tirés des jeux électriques de la matière organique, j'en appellerai encore à un autre genre de preuves, tirées soit de l'ordre physiologique, soit de l'ordre médical, pour fonder les doctrines que j'y exposerai. Par ce mode, j'éclairerai une foule d'autres points sur lesquels la forme de cet ouvrage m'a à peine permis de jeter quelques lueurs.

En en appelant ainsi à une double voie, j'ose dire, à la preuve et à la contre-preuve, j'atteins, je pense, la vérité, en même temps que j'étaye l'une par l'autre les deux œuvres que je livre à la publicité.

FIN.

TABLE DES MATIÈRES.